LEGADO – El arte detrás de un quiropráctico Vol.1

Revisión de texto: Carolina E. Muga
Imagen Bj Palmer: Autorizada por Palmer College of Chiropractic
Diseño y diagramación editorial: Jacqueline Báez
Fotografías: Guillermo Marín

Primera Edición: Mayo 2021

ISBN: 978-956-404-094-3 (Legado)

ISBN: 978-956-404-095-0 (Vol.1)

LEGADO

EL ARTE DETRÁS DE UN QUIROPRÁCTICO

VOL.1

HANS SALAS REDLICH
Straight Chiropractor, ACP

CONTENIDO

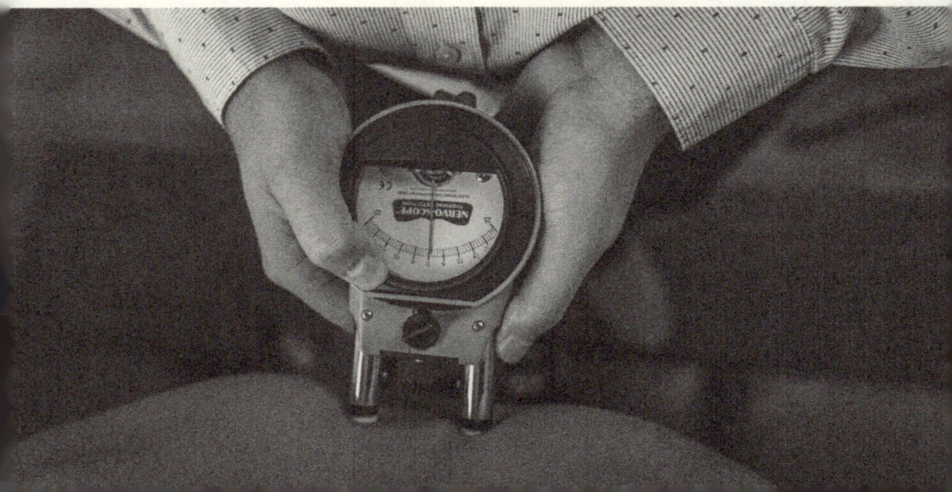

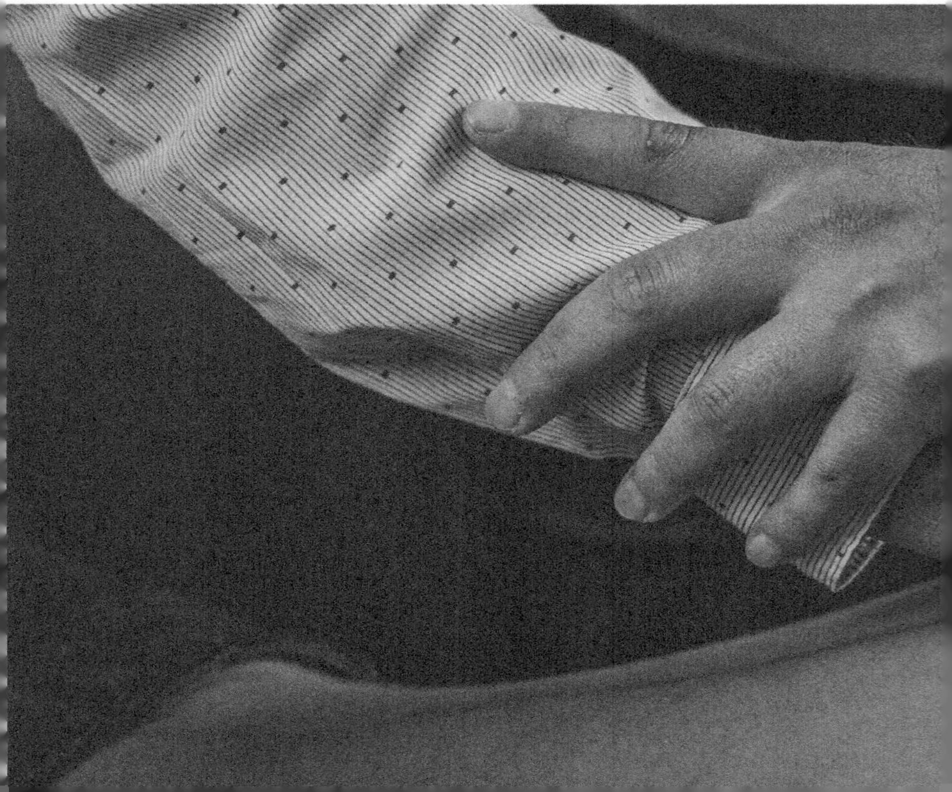

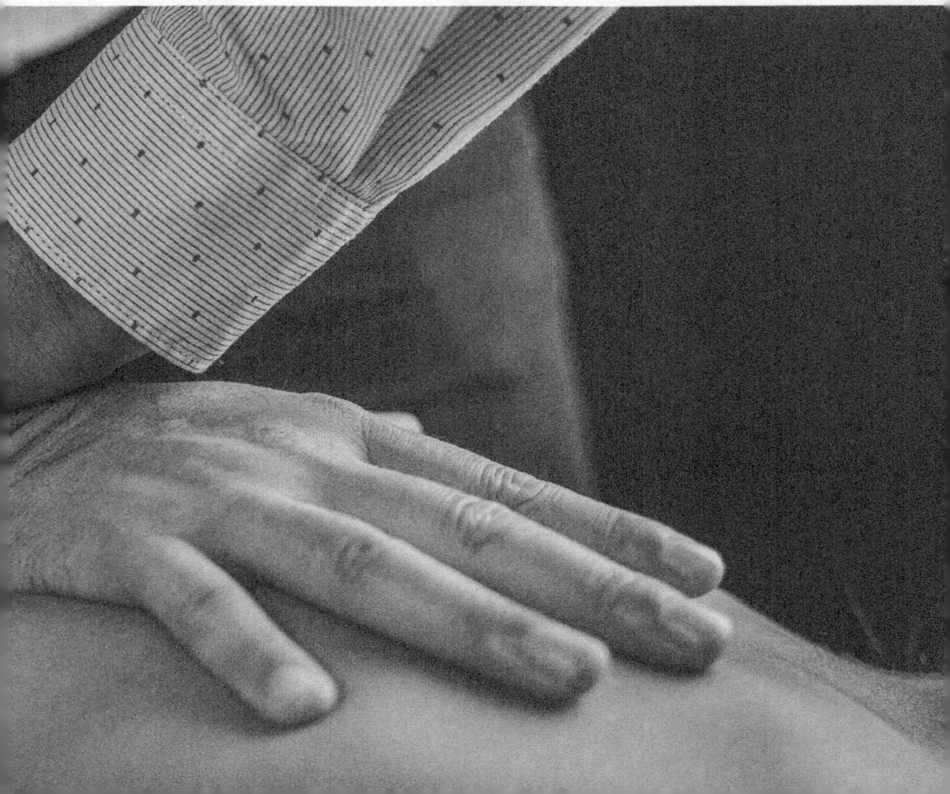

PREFACIO

La quiropráctica es una gran profesión. Se basa en un principio simple, un principio que es tan simple que mucha gente no lo ve. Como resultado, nunca experimentan la belleza de la quiropráctica y, por lo tanto, nunca se dan cuenta de todo lo que puede hacer por ellos.

La base de cualquier profesión es su filosofía y Hans Salas Redlich es un quiropráctico que quería aprender más sobre la base de la quiropráctica. Eligió la Academia de Filósofos Quiroprácticos, un programa de un año desarrollado y presentado por Sherman College of Chiropractic en Spartanburg, SC, EE. UU. Para realizar sus estudios. En ese año vi el interés que tenía Hans en que otros se expongan a la filosofía de la quiropráctica. Es un apasionado y comprometido con este esfuerzo.

Cuando era estudiante de quiropráctica en Sherman College a mediados de la década de 1980, el Dr. Thom Gelardi, fundador de Sherman College, a menudo hablaba de su deseo de que la filosofía de la quiropráctica, así como su ciencia y arte, se enseñaran en todo el mundo. La Academia de Filósofos Quiroprácticos contribuye a esto a través de la visión del presidente de Sherman College, el Dr. Edwin Cordero. En mis 34 años de enseñanza y práctica de la quiropráctica, he tenido la suerte de enseñar a unos pocos que se esfuerzan por llevar a cabo la visión del Dr. Gelardi, y estoy agradecido de que Hans sea una de estas personas.

Verá en esta publicación no sólo los principios principales de la filosofía quiropráctica, sino que también verá un punto culminante en la ciencia de la subluxación vertebral y el arte de su corrección. Hans les cuenta cómo su curiosidad lo motivó a investigar varias técnicas de manera online. Allí conoció herramientas como el *Nervoscope* y vio por primera vez un marcaje y análisis de rayos X. Él reconoce que el enfoque del quiropráctico en el ajuste es crucial y le presenta algunas de las técnicas que descubrió. En resumen, sus esfuerzos le ahorrarán un tiempo valioso.

Creo que este trabajo le presentará la esencia de la profesión quiropráctica. Está destinado tanto al estudiante de quiropráctica como al quiropráctico que puede no haber estado expuesto a ellos en la educación formal. Lea y asimile internamente la base de la mayor profesión de cuidado de la salud natural. Espero que se convierta en parte de ti, que se convierta en parte de tu carácter como lo ha hecho para el autor. Pero no te detengas ahí. Hans mismo le dirá que hay mucho más en lo que profundizar, pero debemos comenzar aquí.

Recuerdo un versículo de la Biblia que dice, "no retengas el bien de aquellos a quienes es debido, cuando en **tus manos** tienes el poder de actuar", Proverbios 3:27.

Sigamos adelante,

Bill Decken[1], DC DPhCS
Sherman College of Chiropractic
Spartanburg, SC, USA

---

1 William M. Decken es profesor asociado de ciencias clínicas y presidente del departamento de filosofía de Sherman College of Chiropractic del cual se graduó en el año 1986, y Legion of Chiropractic Philosophers de Palmer College of Chiropractic. Él es el desarrollador del curso de la Academia de Filósofos Quiroprácticos presentado por Sherman para el beneficio de aquellos en la profesión que deseen una mayor comprensión de la filosofía quiropráctica y su aplicación. Bill, ha impactado a muchos quiroprácticos a lo largo del mundo con su carisma y enseñanzas.

AGRADECIMIENTOS

Antes de leer este libro, agradezco enormemente tu apoyo en adquirirlo ya que he depositado mi amor por la profesión en estas hojas, algunas de las cosas que he aprendido y que he experimentado, pero aún más importante del legado que nos han dejado nuestros mentores.

Agradezco a todos mis amigos, son pocos por lo que ellos saben exactamente quienes son, hemos crecido en este camino juntos y nos hemos visto evolucionar durante los últimos años. Dentro de ese cúmulo de personas, le agradezco a mi equipo en VidaChiropractic worldwide por empujarme a ser mejor diariamente y poder escribir esto. Sin duda el apoyo de mi equipo, de mis asistentes, quienes han tomado un rol fundamental de nuestro centro Quiropráctico a lo largo de los años, de mi amigo Guillermo, quien por años se ha dedicado a capturar hermosas fotografías para poder registrar mi arte ,que compartimos en este volumen, y a Jacqueline que nos apoyado enormemente con la creación de piezas gráficas para nuestra práctica y este libro.

Agradezco a mis padres y a mi hermano, por darme el verdadero significado del amor y una filosofía crítica de razonamiento sobre cómo desarrollarme en la vida y hacer las cosas de la mejor manera posible. De ellos siempre he aprendido que el éxito es el resultado de hacer el trabajo con amor. Los amo enormemente, gracias.

Agradezco a todos los doctores y amigos que me brindaron apoyo, su tiempo y su increíble soporte para que este volumen pueda transmitir de la mejor manera posible la visión y la energía que busco entregarles a todos ustedes, mis hermanos de profesión.

Agradecido estoy también del increíble trabajo de nuestra editora, Carolina, quien logró comprender mis ideas y me ayudó a ordenarlas para que juntos pudiéramos realizar esta hermosa pieza literaria, la que es un reflejo de mi crecimiento y evolución. Es nuestro deseo que pueda ayudar a muchos quiroprácticos a descubrir y desarrollar su Spizzirectum.

Finalmente, debo agradecer a alguien muy especial, mi Kel, quien me ha acompañado en este viaje, ha estado en mis caídas, en mis miedos, mis frustraciones y es gracias a ella el resultado de mis éxitos. Sin ella, nada de lo que hemos logrado juntos sería posible.

INTRODUCCIÓN

La profesión quiropráctica tuvo un auge enorme en sus inicios gracias al tremendo esfuerzo y sacrificio de todas aquellas personas que impulsaron su desarrollo, aún cuando tuvieron que soportar una tremenda carga física y emocional al saber que algunos colegas terminaban en prisión. A pesar de esto, muchos se mantuvieron firmes por hacer lo correcto y por defender lo que es nuestro. Es probable que la quiropráctica no hubiera sobrevivido hasta hoy sin el esfuerzo de todos ellos.

Gracias a estos esfuerzos, nuestra hermosa profesión ha crecido y se ha desarrollado profundamente, pero debemos reconocer que aún se puede avanzar más. Nuestros fundadores y quienes han seguido su legado, nos han dejado una gran tarea en nuestras manos para la siguiente evolución de la profesión, sobre todo hoy en día, donde vemos que la humanidad nos necesita aún más que en el pasado. Nuestra identidad y nuestro rol sigue siendo fundamental para la vida de las personas.

Inicié este proyecto con esto en mi mente, aceptando que vivimos en una profesión que se ha dormido. Algunos hemos luchado por defenderla como lo único que es nuestro, pero hay un gran número de colegas allá afuera que no está presente. Poseemos un legado, una gran responsabilidad sobre nosotros que no somos capaces de ver. Generación tras generación de quiroprácticos nos han depositado el deber de proteger el cometido sagrado de nuestra profesión y en gran medida, hemos fallado por desidia. Sin embargo, me he propuesto transmitir en tres volúmenes, información que me ha sido traspasada a través de mis mentores y a su vez, de sus mentores, con el único interés de poder encender el fuego de esa llama quiropráctica que poseemos todos en nuestro interior.

En estos 3 volúmenes, busco compilar la información que he adquirido a lo largo de mi joven carrera, pero que afortunadamente gracias a la guía de otros, me ha permitido ganar una gran experiencia y comprensión de lo que llamamos quiropráctica. Favorablemente para nosotros, la información que existe ha sido muy abundante y muy prolífica gracias al interés de muchos por buscar respuestas y comprender, en un nivel más profundo, la esencia de la quiropráctica. De manera que, para mi felicidad, he podido rodearme de grandes personas, colegas y amigos que poseen mucho más conocimiento y comprensión de lo que es y representa nuestra forma de vida. Todos ellos me han brindado acceso a la información y conocimiento de quienes trabajan para prevalecer nuestra historia, nuestra filosofía, ciencia y arte. Siento una enorme gratitud por ellos.

El arte quiropráctico es el elemento más complejo a desarrollar en nuestra profesión, pues requiere de un desarrollo a nivel personal del quiropráctico y de un interés por llegar a la esencia y al centro más puro de la conexión humana. El Arte, en nuestra profesión, tiene que ver con el sello que poseemos a nivel personal, a nuestra evolución como seres humanos y es lo que finalmente vamos a transmitir a través de nuestras manos. Es por esto que debo mencionar que en este primer volumen algunos conceptos serán solo una aproximación a ellos, puesto que definitivamente requieren un desarrollo más profundo que será explicado en los próximos volúmenes.

En cuanto a este primer volumen, lo he escrito como una introducción general cuyo fin es compartir algunas experiencias que me han logrado despertar, entender y comprender mi camino. También es mi interés poder profundizar un poco más sobre algunos conceptos que considero esenciales en la profesión, ya que todo quiropráctico debería poderlos comprender y aplicar para desarrollar su propio arte, y junto con ello, obtener más certeza y claridad sobre nuestro rol en la humanidad. Lo que busco realmente es empujarte a dar ese paso para descubrir una mejor versión de tí, una mejor comprensión del legado y de la responsabilidad moral que debemos asumir.

Estos volúmenes los he creado para dejar un registro de aquella información y poder brindar un apoyo a todo aquel que requiera y desee sumergirse en el camino y desarrollo de nuestro arte en un nivel más profundo. Durante su lectura, espero poder llevarlos a reflexionar sobre el trabajo personal que se puede realizar para desarrollarlo, porque el arte nos hace únicos y nos engloba dentro de un rol específico. Finalmente, siento necesario reconocer que es nuestro arte el que nos entrega la libertad de poder transmitir nuestra esencia y nuestro valor para ayudar a las personas a darles una esperanza con nuestro servicio, y así ellas puedan expresar una vida más conectada y libre de subluxaciones.

Espero que todo aquel que lea estas páginas, se pueda sumergir en las reflexiones que busco transmitir para que se sienta impulsado a ser mejor, a elevar su profesionalismo y a no perder la esencia de lo que es la quiropráctica.

Todos nosotros existimos gracias a un legado quiropráctico.

B.J. PALMER

LA GRAN IDEA

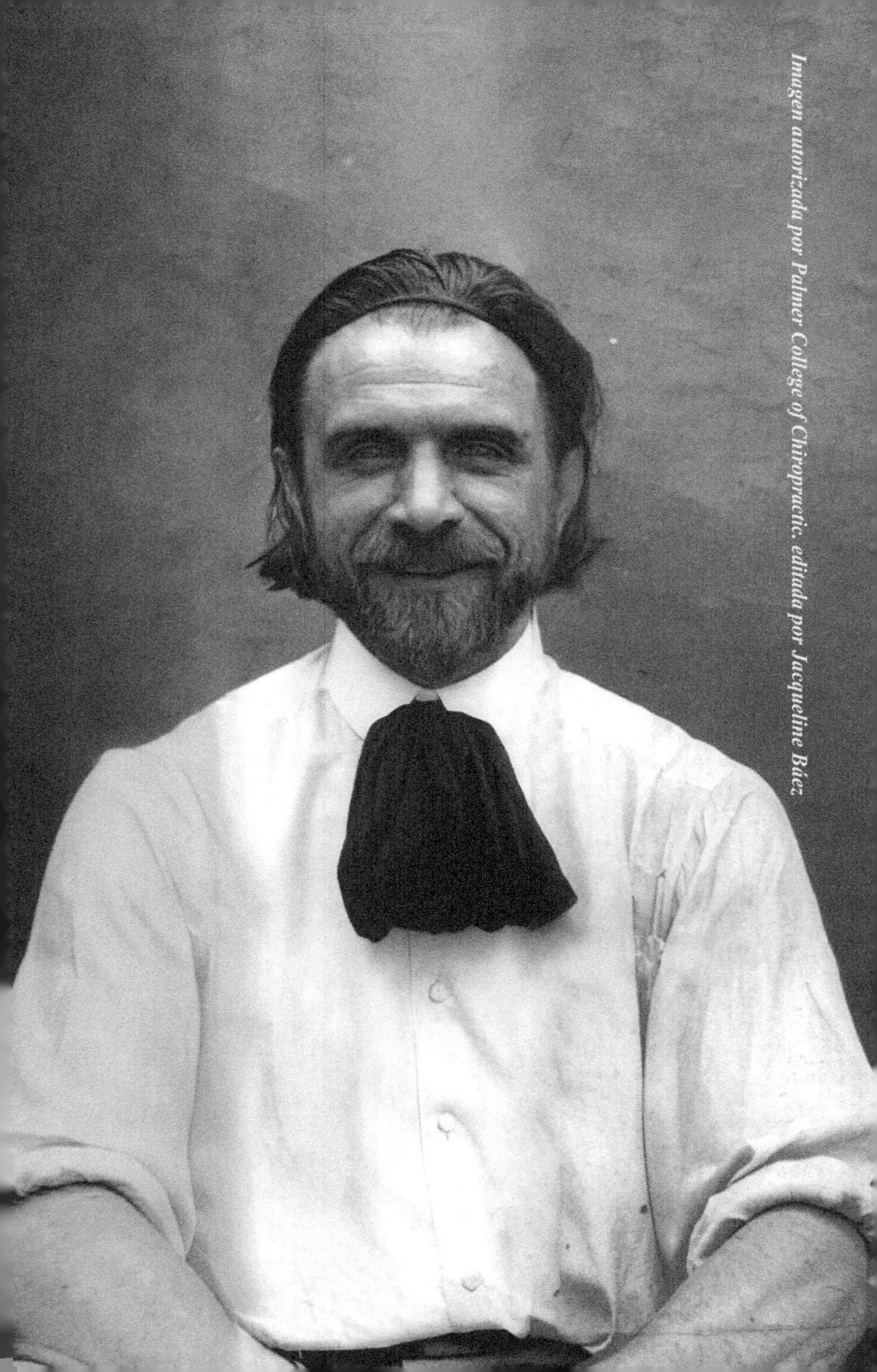

Imagen autorizada por Palmer College of Chiropractic. editada por Jacqueline Báez

LA GRAN IDEA
B.J. Palmer

"Un resbalón en la acera nevada, en invierno, es algo PEQUEÑO. Le pasa a millones.

Una caída de una escalera, en verano, es algo PEQUEÑO. Eso también le pasa a millones.

El resbalón o caída produce una subluxación. La subluxación es algo PEQUEÑO.

La subluxación produce presión sobre un nervio. Esa presión es algo PEQUEÑO.

La presión corta el flujo de impulsos mentales. Esa disminución del flujo es algo PEQUEÑO.

Esa disminución del flujo produce un cuerpo y un cerebro enfermo. Eso es algo GRANDE para ese hombre.

Multiplique a ese enfermo por mil y controlará el bienestar físico y mental de una ciudad.

Multiplique a ese hombre por un millón y moldeas el destino físico y mental de un Estado.

Multiplique a ese hombre por ciento treinta millones y podrá pronosticar y profetizar el estado físico y mental de una nación.

Ahora viene un hombre. Cualquier hombre es algo PEQUEÑO.

Este hombre da un ajuste. El ajuste es algo PEQUEÑO.

El ajuste corrige la subluxación. Eso es algo PEQUEÑO.

La subluxación ajustada libera presión sobre los nervios. Eso es algo PEQUEÑO.

La presión liberada devuelve la salud al hombre. Eso es algo GRANDE para ese hombre.

Multiplique ese hombre sano por mil y aumentará el bienestar físico y mental de una ciudad.

Multiplique ese hombre sano por un millón y aumentará la eficiencia de un Estado.

Multiplique ese hombre sano por ciento treinta millones y habrá producido una raza sana, rica y mejor para la posteridad.

Así que el ajuste de la subluxación, para liberar la presión sobre los nervios, para restaurar el flujo de impulsos mentales, para restaurar la salud, es lo suficientemente GRANDE como para reconstruir los pensamientos y acciones del mundo.

La idea de que reconoce la causa y que puede corregir la causa de la enfermedad, es una de las ideas más grandes que se conocen. Sin él, las naciones caen; con él se levantan naciones.

La idea es la MÁS GRANDE que conozco".

CAPÍTULO 1

LA BASE DE NUESTRA HISTORIA

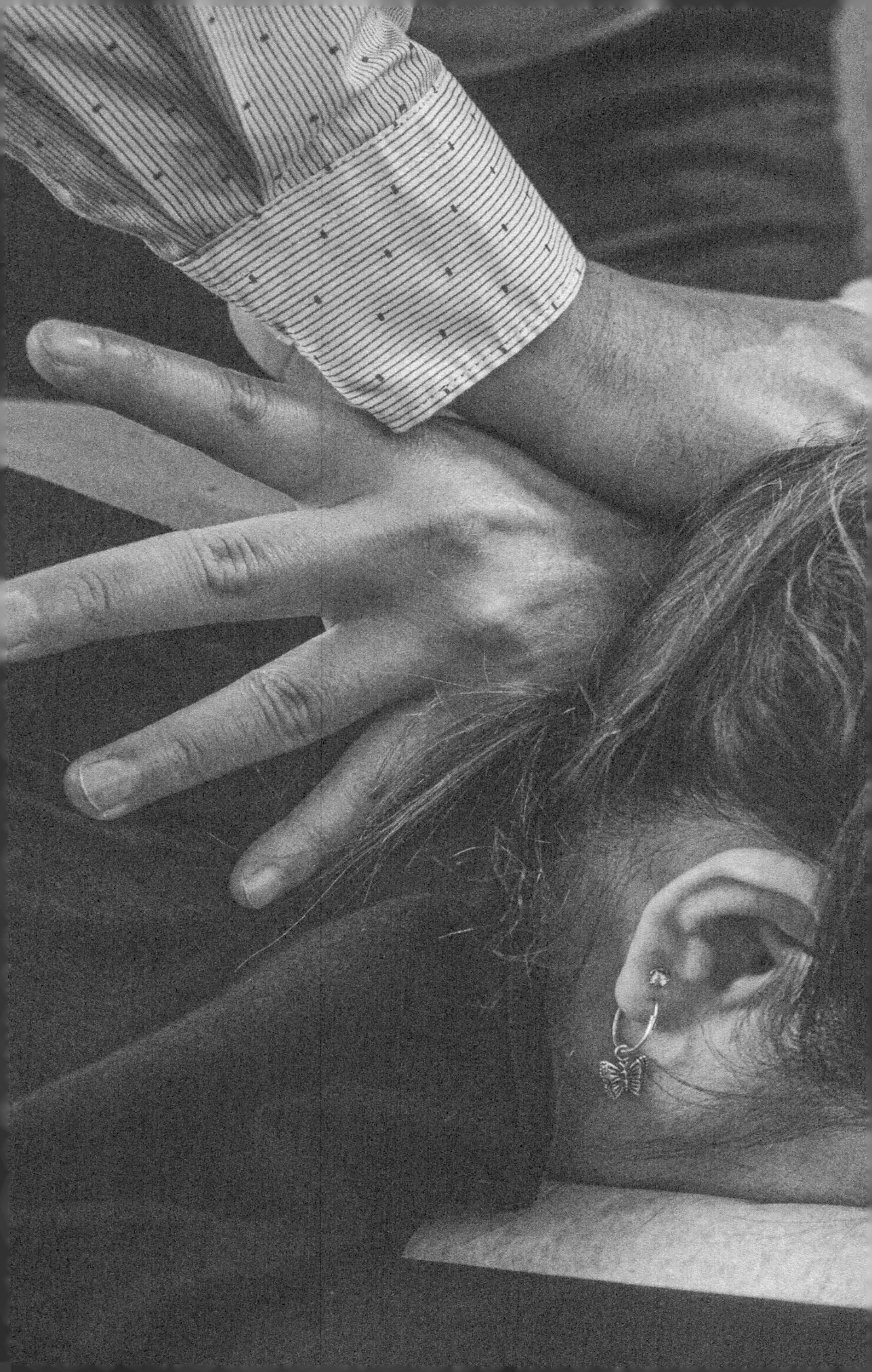

¿QUÉ ES LA QUIROPRÁCTICA?

Nuestra profesión fue fundada durante el proceso de búsqueda que inició la mente inquieta de D.D Palmer, quien quería encontrar la causa de las enfermedades para así poder determinar la forma de poder sanar o recuperar el cuerpo humano. Esta pregunta también fue planteada por otros en el pasado y aún existe en muchas de las mentes más brillantes de nuestra actualidad.

La profesión quiropráctica se originó en el año 1895 cuando D.D Palmer; conocido como el padre de la quiropráctica, se encontraba en una búsqueda por descubrir la causa por la que las personas enfermaban.

> *"Una pregunta siempre estuvo en mi mente, en mi búsqueda de la causa de la enfermedad. Quería saber por qué una persona estaba enferma y su socio, comiendo en la misma mesa, trabajando en la misma tienda, en el mismo banco, no. ¿Por qué? ¿Qué diferencia hubo en las dos personas que hicieron que tuvieran neumonía, catarro, tifoidea o reumatismo, mientras que su pareja,*

en similar situación, se escapó? ¿Por qué? Esta pregunta había preocupado a miles durante siglos y fue respondida en septiembre de 1895.(2)

Le intrigaba saber cómo era posible que alguien se enfermará mientras que otra, que vivía, trabajaba, comía o realizaba las mismas actividades junto a ella, no lo estaba. Él ansiaba comprender la razón de porqué ocurría esto y por qué algunas personas poseían esa virtud. Esta pregunta le rondaba por la mente y decidió probar con varias artes curativas, dentro de las cuales la más reconocida fue el biomagnetismo.

En una oportunidad, ocurrió algo que generó un antes y después en D.D Palmer. esto sucedió cuando un día le consultó a Harvey Lillard, conserje del edificio en el que tenía su oficina, cuál era el motivo de una sordera que acarreaba. El conserje le comentó que un mal movimiento cuando joven provocó que sintiera un ruido en su espalda, y que desde ese momento su audición ya no fue la misma. Intrigado por la historia, Palmer invitó al Sr. Lillard a su despacho para poder examinar su columna. Con esto, intentaba ver si lograba descubrir alguna relación entre su columna y su sordera para así encontrar algo que le pudiera ayudar. Luego de examinarlo, logró detectar una especie de "bulto" en su columna dorsal, por lo que le pidió permiso para poder intentar reposicionar una vértebra que parecía estar fuera de lugar. Una vez que D.D Palmer corrigió lo que él había encontrado en la columna del conserje, éste, al levantarse de la camilla, le comenta que percibía un cambio en su audición. Por alguna razón, luego de reposicionar la vértebra de su columna, esta había vuelto. D.D Palmer se sintió enormemente entusiasmado, razón por la cual creyó que había descubierto la cura para la sordera, y en vista de este hecho, comenzó a promover su capacidad de hacer a los sordos volver a escuchar.

Después de muchos intentos para curar la sordera a través de ajustes en la columna vertebral de muchas personas, ninguna había recuperado su audición, a excepción de Harvey Lillard. Sin embargo, estas mismas personas le reportaban otros beneficios después de haberse practicado estos ajustes: algunas mejoraron su presión; otras, el asma, y así un sin fin de condiciones luego de haberlos practicado, lo que incrementó aún más el interés de D.D Palmer por comprender cuál era la relación que existía entre la columna vertebral y la mejoría que presentaban quienes se sometían a su nuevo arte de sanación.

Fue por esto que D.D Palmer comenzó a investigar al respecto y descubrió una gran relación entre la columna vertebral, el sistema nervioso y el funcionamiento del cuerpo humano; tal como se menciona en su libro “The

Chiropractor" del año 1914 :

> *"En todos los seres orgánicos hay un principio vital llamado fuerza nerviosa, energía nerviosa o fuerza vital. La fuerza de lo vital y de lo intelectual depende de la condición del sistema nervioso, de la cantidad de su expresión" (3).*

Finalmente, el ajuste realizado a Harvey Lillard para corregir su sordera sirvió de guía para el descubrimiento y desarrollo de cómo se originó la quiropráctica (4).

En nuestro desarrollo y crecimiento como profesión, debemos estar muy agradecidos de D.D Palmer por brindarnos el ajuste, las reflexiones y el acercamiento de la forma de ver las cosas como quiroprácticos; pero, muchas personas reconocen que el verdadero desarrollo y posicionamiento de la quiropráctica a nivel mundial, nuestra supervivencia a los numerosos ataques que sufrió la profesión que desde sus inicios debió enfrentar, el apoyo de cientos de quiroprácticos que fueron presos por proteger a la profesión y el desarrollo científico que se logró en su inicio, son gracias al intelecto de su hijo, B.J Palmer. Sin B.J Palmer liderando, probablemente jamás nos hubiésemos podido separar del mundo médico y diferenciarnos como una profesión única y distinta, lo cual fue su objetivo primordial hasta los últimos días de vida.

Desde muy joven y con tan solo 21 años, B.J Palmer tuvo que hacerse cargo de la "Palmer School of Chiropractic", escuela que poseía muchas deudas, y de la que por lo mismo, tuvo que dirigir. Bajo su dirección no solo se debió aumentar el número de estudiantes, sino que también se crearon las directrices de nuestro rol y accionar como profesión. En esos años, la educación y la transmisión de información era de forma verbal, por lo que no habían muchos registros de la información que se les entregaba a los alumnos, ni del contenido específico. Si bien, existían algunos primeros libros que informaban acerca de lo que era la quiropráctica, el lenguaje en el que estaban escritos era un inglés rudimentario, que incluso hasta el día de hoy, es complejo de entender y comprender con claridad. En este contexto, es iluminador el trabajo que realizó un alumno de B.J Palmer para la comprensión de su legado. Nos referimos a R.W. Stephenson, quien no solo transcribió las lecciones que su maestro B.J Palmer transmitía en sus clases y enseñanzas, sino que además compiló la información y le dió una estructura al contenido bajo la forma del "Chiropractic Textbook" en 1927, texto que permitió que la definición de la profesión quedará inmortalizada para su posterior desarrollo en las futuras generaciones. Esta definición dice así:

"Una filosofía, ciencia y arte de las cosas naturales; un sistema de ajuste de los segmentos de la columna vertebral solo a mano, para la corrección de la causa de la enfermedad"(5).

Como podemos apreciar, una cosa siempre ha sido muy clara desde el comienzo: la quiropráctica no es medicina y no tiene relación con ella, sino que tiene la esperanza de permanecer como una disciplina separada y distinta, y para ello "durante su desarrollo y crecimiento se ha mantenido clara con su objetivo; de la detección, análisis y corrección de subluxaciones vertebrales, lo que la hace totalmente independiente y distinta de cualquier otra profesión" (6).

Como quiropráctico no entiendo muy bien por qué en la actualidad existen diversas formas de definir a la profesión quiropráctica de acuerdo al país o estado y/o los intereses de quienes regulan la profesión en el cual usted resida. Desde un punto de vista global, la Federación Internacional de Quiropráctica y Organizaciones (IFCO, siglas en inglés), definen a la profesión como: "una filosofía vitalista, científica y artística, que consiste únicamente en el objetivo no terapéutico de localizar, analizar y ayudar en la corrección de las subluxaciones vertebrales, porque son perjudiciales para la expresión de la inteligencia innata" (7). Pienso que esta definición es la que mejor describe a nuestra profesión, ya que poseemos un rol único y exclusivo en mantener y promover el óptimo estado de comunicación del sistema nervioso, para así obtener un correcto estado de funcionamiento y expresión del cuerpo humano.

"Nuestra profesión existe basada en el legado que nos dejaron los primeros quiroprácticos"

LA IMPORTANCIA DEL SISTEMA NERVIOSO

El Sistema Nervioso es conocido como el sistema maestro porque controla, coordina y regula el funcionamiento de todo el cuerpo humano, transmitiendo billones de reacciones íntimamente relacionadas con la columna vertebral.

La importancia del sistema nervioso es tan simple, que nosotros como quiroprácticos lo hacemos complejo. Es un sistema de comunicación esencial, y sin su presencia no podría existir la vida. Una de las grandes ventajas que poseemos los seres vivos para mejorar nuestras posibilidades de sobrevivir es la existencia de este sistema nervioso, ya que nos dota de una forma de detección de estímulos del ambiente y permite que nuestro propio organismo se pueda adaptar y responder a una gran velocidad a ellos, mediante el uso de señales eléctricas transmitidas a través de los nervios. Un ejemplo clásico es el caso de que si apoyamos una mano contra una superficie caliente, sin darnos cuenta de aquello, como por ejemplo en una chimenea caliente, en una fracción de segundo nuestro cuerpo detectará el cambio de temperatura a través de los receptores en nuestra piel, los que enviarán inmediatamente la señal a nuestro cerebro y, sin siquiera tener que pensarlo, automáticamente alejaremos la mano como un mecanismo de defensa para evitar quemarnos y generarnos un daño. Del mismo modo, cuando nuestro organismo presenta afecciones a nivel interno y nuestro cuerpo coordina una respuesta a través de nuestro sistema inmune para poder resolver la situación y estabilizar el funcionamiento del cuerpo, es gracias al sistema nervioso que está coordinando cada célula de nuestro organismo. El sistema nervioso nos entrega y nos permite la capacidad de adaptación. La cual se ha reconocido como la mayor habilidad necesaria para la evolución.

"La adaptabilidad es la capacidad intelectual que un organismo posee de responder a todas las fuerzas que le vienen, ya sea innato o universal"

R.W. Stephenson

Charles Darwin (7); naturalista inglés que vivió entre 1809 y 1882, fue quién impulsó este concepto de adaptación y es reconocido como el científico con más influencia en la evolución biológica. En su obra "El origen de las especies" (1859) existen numerosos ejemplos extraídos de la observación de la naturaleza a lo largo de diversos viajes que realizó durante su vida. En ellos se puede apreciar cuánto lo intrigaba la flora y fauna, y también, una reflexión constante por lograr comprender cómo algunas especies se adaptan a los cambios ambientales en los que se encuentran expuestas, como por ejemplo, el intenso calor del desierto o el crudo frío de la antártica, la escasez de agua y diferentes escenarios que existen en la geografía de nuestro planeta.

En la actualidad, la teoría de la evolución de las especies es aceptada como un hecho por la comunidad científica, considerando que inicialmente no fue reconocida como la explicación primaria del proceso evolutivo hasta antes del año 1930. Hoy día constituye la base de la síntesis evolutiva moderna, aunque con ciertas modificaciones. Es así como los descubrimientos científicos de Darwin siguen siendo el acta fundacional de la biología como ciencia, puesto que constituyen una explicación lógica que unifica las observaciones sobre la diversidad de la vida (8).

Darwin se preguntaba cómo era posible que algunas especies pudieran adaptarse con más facilidad a los cambios ambientales, por qué a algunas especies no les era posible la adaptación y cómo estos cambios se podían traspasar entre generaciones y especies. Este tipo de preguntas son un poco familiares para nosotros como quiroprácticos, ya que se asemejan a la realizada por D.D Palmer cuando cuestionaba ¿Cómo es posible que ciertas personas enferman y otras no, aún cuando viven en un mismo espacio, el mismo ambiente o ingieren los mismos alimentos? D.D Palmer encontró esa respuesta en el sistema nervioso y su relación con la columna vertebral. Él pensaba que si existía algo que originara una interferencia de este sistema y estuviera relacionado con algún cambio de la estructura de la columna vertebral, era muy posible que ese organismo generara una alteración de su funcionamiento y limitara su capacidad de adaptación.

"No es el más fuerte de las especies el que sobrevive, tampoco es el más inteligente el que sobrevive. Es aquel que es más adaptable al cambio"

Charles Darwin

Sin lugar a dudas, el ser humano es otra de las especies que se ha tenido que adaptar y evolucionar a través de la historia gracias al conocimiento, el descubrimiento y el desarrollo de nuevas tecnologías. Hoy tenemos niños que desde muy temprana edad son muy hábiles con el manejo y el uso de la tecnología y, en contraparte, tenemos personas mayores que, si bien tienen más conocimientos, les cuesta mucho manejar y utilizar los recursos tecnológicos. Y si hay duda de esto, tan solo basta facilitar un celular a un niño de 10 años y a un adulto de 60 o 70 años y observar a quién le es más fácil y "natural" manejar el dispositivo. Desde mi perspectiva, estamos frente a un salto en la evolución humana y me atrevo a decir que estamos en medio de una transición genética.

Aun así, el cuerpo humano y su funcionamiento no han evolucionado del mismo modo. Poseemos algunas limitaciones físicas y fisiológicas que han persistido desde los orígenes de nuestra especie. En promedio, un ser humano puede sobrevivir hasta tres semanas sin comer y hasta tres días sin beber agua. Los buceadores libres de la élite mundial pueden pasar hasta siete minutos bajo el agua sin respirar. El ser humano ha demostrado que puede romper con varias limitaciones, solo es cosa de observar lo que ocurre año a año con los Récords Guinness. Es un hecho de que técnicamente podemos soportar bastante presión bajo cierto tipo de situaciones de estrés; pero si por alguna razón dañamos en algún área al sistema nervioso del cuerpo de una persona, sus órganos empiezan a fallar hasta que inevitablemente morirá. Tal fue el caso del fallecido actor de "Superman", Christopher Reeve, en la década de los 90´. En ese entonces Reeve era una estrella consolidada en Hollywood y el mundo del espectáculo, pero además, era conocido por su afición a los caballos y concursos de equitación. Un 25 de mayo de 1995 asistió a una prueba de obstáculos, en la pequeña localidad de Culpeper, Virginia. En este lugar, toda su vida tuvo un giro inesperado cuando en una de las pruebas su caballo se detuvo previo al momento de saltar, lo que provocó que el actor cayera de cabeza al otro lado de la barrera de salto. El accidente lo dejó completamente paralizado desde el cuello hacia abajo, debido a una fractura de dos vértebras cervicales que seccionaron su médula espinal. Desde ese incidente, el actor comenzó a depender de respiración asistida para poder sobrevivir y, si bien pudo vivir por casi 10 años, el funcionamiento de su cuerpo fue en desmedro, ya que su sistema nervioso carecía de posibilidades para poder coordinar y regularse internamente, lo que lo llevó finalmente a fallecer el 10 de octubre de 2004 de una falla cardiaca. Este es un caso extremo de lo delicado y frágil que es el sistema nervioso y también de su importancia para la vida. Independiente de que se crea o no en esto, al igual que si creemos o no en la ley de gravedad, esta es una ley universal, y si una persona salta de un décimo piso sin protección podemos asumir que el resultado será siempre el mismo. La quiropráctica también está fundada en principios que son universales. El sistema nervioso es una pieza clave para el cuerpo humano y esto se debe a que es el encargado de controlar, coordinar y regular todo su funcionamiento, además de poseer una íntima relación con la columna vertebral, que le entrega protección y soporte a la médula espinal que corresponde al eje central del cuerpo (9).

"El estado del sistema nervioso es clave para todo el funcionamiento del cuerpo humano"

El sistema nervioso se puede ver afectado por diversos factores, como el estrés físico, químico o emocional que experimentamos constantemente. Cuando esto sucede, perturban su funcionamiento y junto con ello, la capacidad óptima de adaptación y regulación del cuerpo humano. En el estudio de Wulsin, L et. Al, (2018) se demuestra directamente cómo diversos tipos de estrés generan un efecto a corto o mediano plazo, una alteración y desequilibrio del sistema nervioso autónomo que limitará la capacidad de controlar, coordinar y regular funciones del cuerpo humano que tiene una alta relación con la presencia de trastornos metabólicos (10).

Con respecto a lo anterior, se sabe que el sistema nervioso influye a un nivel celular y orgánico, para poder reaccionar o responder frente a los estímulos del ambiente. Todo esto lo hace estar en un estado de alerta continuo para así lograr responder a las necesidades de un cuerpo que constantemente está generando los mecanismos internos que se requieren, para funcionar y adaptarse a las condiciones que nos rodean día a día (11). Cuando existe la presencia de subluxaciones vertebrales, la interpretación de la información que fluye entre el sistema nervioso y las células del cuerpo, se encuentran erróneas debido a estas interferencias, por lo que las células se van a coordinar y regular de forma errónea alterando así la capacidad de adaptación y funcionamiento (12).

Ahora bien, los quiroprácticos somos los únicos profesionales en el mundo que se dedican a la detección, análisis y corrección de subluxaciones vertebrales para que no existan interferencias en la comunicación del sistema nervioso, y con eso, ayudamos a que el cuerpo humano se pueda expresar sin alteraciones. Es por esto que se hace tan necesario ser profesionales expertos en poder desarrollar y ejecutar los procesos que permitan hacerlo de la mejor manera posible. En el fondo, desarrollar el arte quiropráctico, también debe ser considerado en el crecimiento profesional de todos los colegas.

LA SUBLUXACIÓN VERTEBRAL

Cada uno de los segmentos de la columna vertebral se mueve dependiendo de la posición, estado y necesidades en la que se encuentre y requiere el cuerpo humano. Para que esto ocurra adecuadamente, cada vértebra tiene una estructura en ambos lados del cuerpo con el fin de facilitar la fijación y anclaje de algunos músculos que se encuentran íntimamente relacionados con su estructura. Ahora bien, es el trabajo de los músculos facilitar constantemente la movilidad de la vértebra en la mejor posición posible para que esta se pueda desempeñar dentro de sus parámetros necesarios. Esto se hace de tal manera que cada movimiento, deslizamiento y rotación de las vértebras continuamente mantiene en equilibrio y protección a la médula espinal y al sistema nervioso. El problema principal de esto sucede cuando esta estructura posee una vértebra que ha perdido su posición normal y altera los componentes con los cuales se encuentra asociada. Cuando están presentes estas desalineaciones espinales se conocen como Subluxaciones Vertebrales, las cuales poseen un impacto negativo en la neurofisiología y, por tanto, en la salud y calidad de vida de las personas (13).

Uno de los cuestionamientos y discusiones más comunes entre quiroprácticos es sobre la frecuencia de los factores de la atención quiropráctica. Para poder saber cómo abordar el tema sería bueno basarnos en la definición de subluxación, pues al saber cómo se define, se conduce directamente a la forma en cómo se evaluará. A su vez, para concluir si existe la presencia de una subluxación vertebral es necesario saber cuántos y qué tipos de hallazgos se encuentran presentes antes de ella.

BJ Palmer en su libro: "The Subluxation Specific - The Adjustment Specific" define a la subluxación vertebral como:

> *"Cualquier vértebra fuera de la alineación normal, fuera de la oposición de sus corresponsales arriba y abajo, en la que ocluye un agujero, ya sea espinal o intervertebral, que produce una presión sobre los nervios, lo que interfiere e interrumpe el flujo normal de la cantidad de impulsos mentales entre el cerebro y el cuerpo" (14).*

En la actualidad, se sabe que es mucho más que un hueso fuera de lugar y que abarca mucho más que una presión en los nervios. Pero en algunos casos, una subluxación puede ser tan pequeña que apenas se puede observar. De todas formas, lo que sabemos es que debe existir una irritación y/o daño en la médula espinal y/o en los nervios periféricos que se encuentran relacionados con el foramen intervertebral. Recordemos que la médula espinal es una extensión desde el cerebro, y que por eso, una subluxación vertebral interfiere en la comunicación que tiene el cerebro con todos los órganos y sistemas internos del cuerpo humano. El Dr. Fred H. Barge (1987), profundizó el término y denominó a la subluxación como "el sentido integrador de la filosofía, la ciencia y el arte de la quiropráctica; porque es finalmente la subluxación la que une a estos tres componentes únicos de nuestra profesión" (15).

Como ya sabemos, el sistema nervioso cumple una función clave en la organización y coordinación del cuerpo humano. Pero también sabemos que la capacidad de adaptación tiene una íntima relación con el estado del sistema nervioso, los procesos de autocuración o autorreguladores, así como con el funcionamiento de la fisiología de los organismos vivos que deben mantenerse en niveles "normales" para poder estar en un estado de equilibrio u homeostasis interna que permita generar los mecanismos adaptativos. Si ponemos el ejemplo de una persona que sufre un daño o una lesión debido a un mecanismo externo, como un golpe o una caída, se sabe que el principal mecanismo de respuesta se realiza a través del sistema inmune; pero coordinado por el sistema nervioso, se gatilla un proceso inflamatorio que buscará responder ante el daño por múltiples razones, tales como informar la presencia de una daño, aumentar el flujo de sangre en la zona para acelerar la presencia de elementos químicos y hormonales que buscarán iniciar una cascada de reacciones con la finalidad de controlar y contener el daño, generar un puente de unión de los tejidos y poder realizar un proceso de cicatrización para que el tejido pueda ser regenerado y el daño reparado a través del tiempo. ¿Se imaginan si todo ese mecanismo de respuesta se viera alterado?, ¿Qué pasaría si la respuesta del cuerpo de una persona fuera más lenta? ¿Por cuánto tiempo su cuerpo lucharía con tal de solucionar ese problema?

Si el sistema nervioso de una persona se encuentra alterado o con la presencia de subluxaciones vertebrales, las respuestas internas del cuerpo se verán alteradas. El Dr. Reggie Gold (16) explica de una manera simple la complejidad de la autorregulación del cuerpo humano, a través de la química del cuerpo, y de cómo éste funciona, lo que él describió como "la química corporal". Esta "química corporal" explica cómo el potencial humano y su capacidad de funcionamiento depende del balance de la química interna y además, describe cómo la presencia de las subluxaciones vertebrales afectan la coordinación de las glándulas y la regulación química del cuerpo, lo cual conlleva inevitablemente una limitación en la capacidad de adaptación, rendimiento y del potencial humano descritos en su concepto de la "Gran N" (Imagen 1).

1. La Quiropráctica se encarga del rendimiento humano.
2. Todo nivel del rendimiento humano, es controlada por la química del cuerpo.
3. La química del cuerpo es controlada por las glándulas que se encargan de hacer químicos.
4. Todas las glándulas son controladas por el sistema nervioso.
5. El sistema nervioso está protegido por las vértebras de la columna.

Cuando ocurre una subluxación vertebral

1. Una subluxación vertebral es una vertebra sobre la cual el cuerpo ha perdido parte de su control.
2. Esta posición vertebral irrita al sistema nervioso.
3. La irritación nerviosa altera la función de las glándulas.
4. Una inapropiada función glandular altera la química del cuerpo.
5. La alteración de la química del cuerpo disminuye el rendimiento.

Cuando se aplica un ajuste quiropráctico

1. El ajuste quiropráctico restaura el posicionamiento vertebral.
2. La adecuada posición vertebral remueve la irritación nerviosa.
3. Restaura el control nervioso para una normal función glandular.
4. La adecuada función glandular produce un balance químico de cuerpo.
5. El adecuado balance de la química del cuerpo incrementa el rendimiento.

Imagen 1. Descripción de la "Gran N" de Reggie Gold

La quiropráctica se enfoca no solo en el potencial de salud del cuerpo, sino también en cada actividad y funcionamiento del mismo. Esta profesión se relaciona con todos los niveles de rendimiento humano, porque cada nivel interno está controlado por la química interna de él. En síntesis, el cuerpo produce químicos para su funcionamiento y regulación interna, los cuales a su vez, permiten la capacidad de adaptación.

Una subluxación interfiere con la coordinación dinámica del cuerpo y consecuentemente, causa un desequilibrio en su química interna. Los cambios sutiles en ella, resultan en nuestra incapacidad para adaptarnos al medio ambiente tan rápido y eficiente como deberíamos. Cuando su sistema nervioso funciona correctamente, la química de su cuerpo está bajo control y usted, por consiguiente, funcionará mejor (17). Por lo tanto, el cuerpo a través del sistema nervioso continuamente está trabajando y adaptándose a las necesidades que día a día se requiere. El Dr. Tobias Goncharoff (2016) nos recuerda lo importante que es recibir estímulos de nuestro entorno. "Nuestra evolución, crecimiento y aprendizaje como seres humanos dependen de dos cosas: del nivel de estrés adecuado para podernos adaptar a él y de tener un organismo plástico que pueda asimilar una gran variedad de tipos de estrés" (12).

Sobre lo mismo, el Dr. Joseph B. Strauss, es enfático en señalar que "el ser humano no puede alcanzar su potencial en salud o en cualquier otra área, cuando hay subluxaciones vertebrales presente" (18). Nuevamente esto se debe a que una subluxación vertebral interfiere en el flujo y comunicación del sistema nervioso central, y que, de acuerdo con Kent (2018), en consecuencia, se interfiere con el resto de las funciones esenciales del cuerpo humano, ya que la subluxación vertebral provoca una desregulación autónoma del sistema nervioso, comprometiendo la capacidad de adaptación total del organismo. Es interesante destacar en este punto cómo estos conceptos fundamentan las razones por las cuales la profesión quiropráctica aporta una mayor calidad de vida de las personas y entrega algo único para el crecimiento y evolución de la humanidad. (19).

En este mismo sentido, es que los autores Senzon, Simon & Epstein, D. & Lemberger, Daniel. (2017), al igual que el Dr. Kent, Goncharoff, Strauss, describen a la subluxación vertebral como la consecuencia de una respuesta neurológica al estrés físico, químico o emocional. Esta respuesta neurológica puede precipitar las desalineaciones entre las articulaciones de la columna vertebral y junto con ello, la integridad del sistema nervioso se ve disminuido, debido a los cambios ocurridos en su morfología, oscilación y la tensión de los tejidos que ocupan el canal neural y/o el foramen intervertebral, alterando en sí su función, lo cual es suficiente para poder interferir la transmisión de la información en la coordinación y regulación del cuerpo humano (20). Como resultado de la presencia de subluxaciones vertebrales, el control neurológico del cuerpo humano es menor que el óptimo, lo que significa que algunas de las células comienzan a hacer demasiado poco, y en consecuencia, se alteran sus funciones, todo lo cual nos lleva a un desequilibrio químico. A pesar de la capacidad de adaptabilidad que poseemos los seres vivos a través del tiempo, lo más probable es que el rendimiento de nuestro cuerpo tenderá a bajar, por lo que no podremos pensar con tanta claridad, no podremos recordar muy bien, nuestro estado de ánimo sufrirá complicaciones, nos faltará energía, se alterará nuestra velocidad de respuesta, la resistencia, la coordinación y la capacidad para luchar contra las enfermedades.

Si usted tiene una subluxación vertebral, nada en su vida funcionará a un nivel óptimo. Si usted tiene una subluxación vertebral, nada funcionará correctamente. Podríamos profundizar mucho más sobre la importancia de la subluxación vertebral en base a las nuevas teorías que están surgiendo. "The Vertebral Subluxation Research" (21) se encuentra realizando cada vez más estudios e investigaciones sobre su influencia en el cuerpo humano, y sin duda es todo un mundo que debemos estudiar y profundizar más en detalle. Pero no es el objetivo de este volumen hacerlo, porque siento que en este volumen ya se ha especificado que debemos comprender que la subluxación vertebral es la pieza clave y principal razón para nuestra existencia como profesionales quiroprácticos con un rol único y exclusivo. En consonancia con lo anterior, creo que somos nosotros quienes tenemos una enorme responsabilidad moral por estar al mayor nivel posible para hacer un trabajo de excelencia en pro del cuidado de las personas.

"Hay una sola causa en la enfermedad, la incapacidad del cuerpo para comprenderse a sí mismo y/o su entorno"

Fred H. Barge

CAPÍTULO 2

OBJETIVO QUIROPRÁCTICO

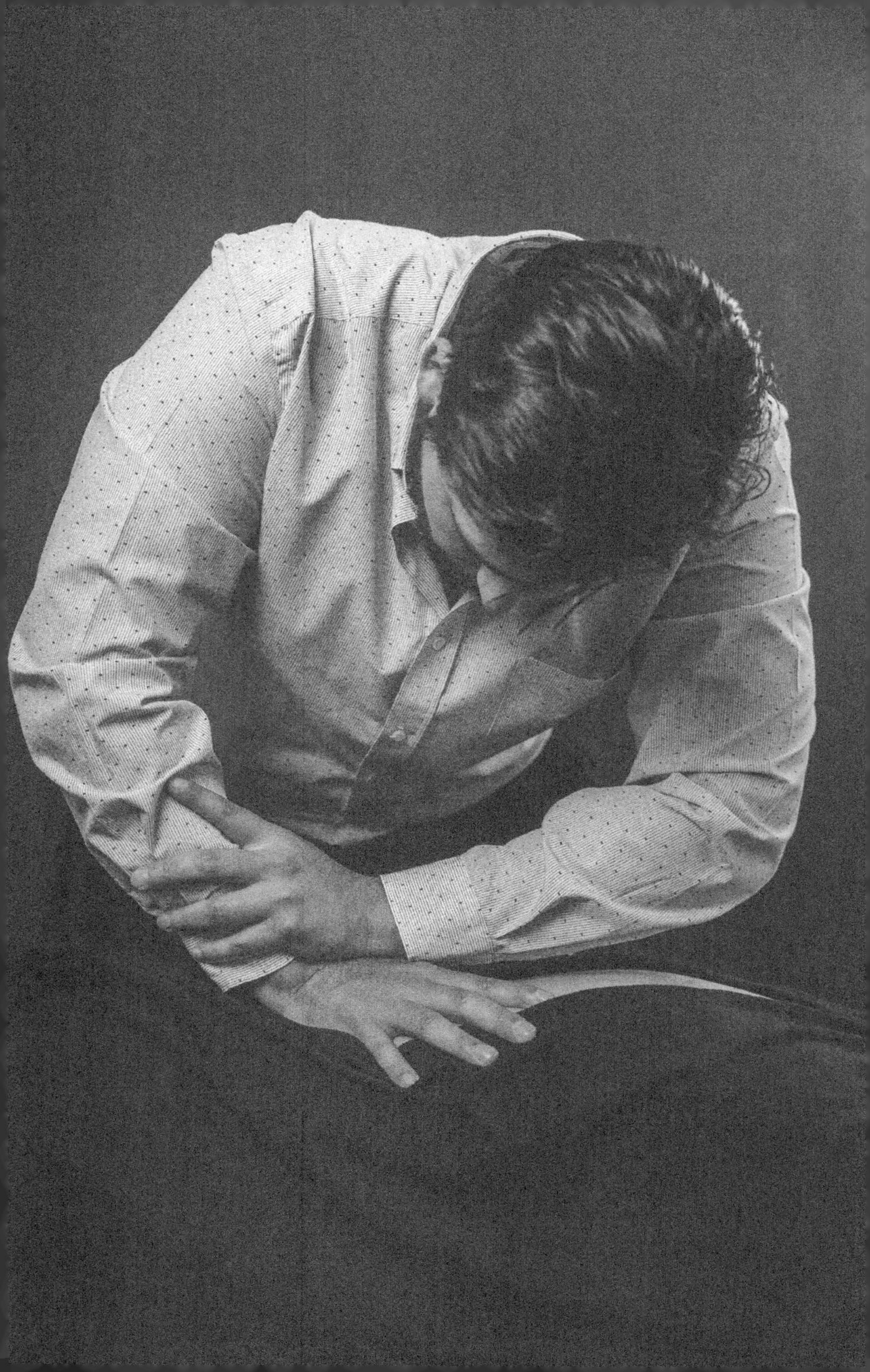

EL ROL QUIROPRÁCTICO

"...Ingenieros y electricistas no saben qué es la electricidad. Sin embargo, conocen sus leyes y manifestaciones. y son tan capaces de hacer una aplicación práctica de este conocimiento. Los quiroprácticos conocen las manifestaciones del impulso mental. Pueden hacer práctico la aplicación de este conocimiento para curar a los enfermos."

R.W. Stephenson

En este punto me gustaría hacer algunas preguntas ¿Se han puesto en la situación descrita con anterioridad? ¿Qué es lo que debemos hacer? ¿Qué tal cuando te destinan a encargarte de algo? Imaginemos a un deportista con una función en particular que se articula al resto de las de su equipo. Por ejemplo, esto es lo que sucede en un equipo de fútbol, donde tenemos diversos individuos destinados a cumplir una función que se distribuirá a lo largo de un espacio físico. Este jugador se tendrá que ir adaptando dinámicamente a las necesidades del partido.

Delanteros, mediocampistas, defensas y un arquero, cada uno de ellos tiene un rol y una función específica para el funcionamiento de todo el equipo. Como ya mencioné, el desarrollo de un partido es dinámico y , por lo mismo, las funciones pueden verse alteradas, ya que en alguna jugada un defensa puede inclinarse por la banda y asistir a un centro y convertir un gol de cabeza en una jugada preparada; o un delantero puede recorrer todo el campo para poder defender la meta y evitar un gol. Durante un juego pueden surgir diferentes dinámicas que alteren el orden establecido y estas mismas, puede generar riesgos, pues si un defensa se aleja demasiado del área que debe cubrir, dejará un espacio abierto para que el oponente puede tomar ventaja y desestabilizar el partido. Pero aun así, sin importar este dinamismo del juego, existen reglamentos que estructuran todas las cosas, y el fútbol no es la excepción . En este deporte solo el arquero puede tomar el balón con sus manos dentro del área permitida y no existe ningún otro jugador que pueda hacerlo, ya que esa función y ese rol es exclusivo de él. Con esto, se permite proteger el "daño" que pueda realizar el equipo contrario y así permitir al resto de sus compañeros realizar sus funciones de la mejor manera posible, con tal de ganar el partido.

Si llevamos esto a las profesiones de la salud, veremos que ocurre exactamente lo mismo. Poseemos roles y responsabilidades que delimitan nuestro accionar y permiten que cada uno cumpla con sus funciones específicas, colabore y pueda avanzar hacia un objetivo.

En la actualidad, la salud y la calidad de vida es uno de los campos que presenta un importante crecimiento en cuanto a ofertas de sanación , con la incorporación de tantas opciones que pueden beneficiar enormemente el estado y funcionamiento del cuerpo humano. Y es aquí donde nosotros poseemos un rol exclusivo porque, sin importar lo que otros puedan o intenten hacer, no hay ningún otro "jugador" que tenga ese privilegio; de cierta manera, los quiroprácticos somos los porteros del equipo y protegemos lo más importante que se encuentra en juego: la salud, el bienestar y la calidad de vida. Nosotros cuidamos de forma única a través de la detección, análisis y corrección de subluxaciones vertebrales que se encuentran en el centro físico, fisiológico y energético del cuerpo humano ubicado en la columna vertebral, el sistema del que depende toda la vida.

La quiropráctica a lo largo de toda su historia, y al igual que muchas otras profesiones en la historia de la humanidad, ha tenido un desarrollo y evolución a medida que avanzan los años. Por lo tanto, encontraremos diferentes corrientes de pensamiento sobre ella en el transcurso del tiempo. En mi opinión, algunas han perdido completamente su identidad y poco tienen que ver con nuestro quehacer histórico, ya que poseen similitudes con otras profesiones tales como la fisioterapia, rehabilitación y/o la medicina. Lamentablemente, para algunos es difícil comprender que en nuestra actualidad, y debido a los avances y descubrimientos en las ciencias y tecnologías, se han establecido normas para cubrir ciertas necesidades y requerimientos de atención sanitaria y de bienestar en donde ya existen profesiones como las antes mencionadas, que se encuentran hoy mejor posicionadas y con mejor resolución en algunos temas determinados y que, por cierto, son bastante efectivas a la hora de resolver problemas y afecciones de la salud. Sin embargo, nuestra profesión y nosotros como quiroprácticos poseemos algo único y completamente diferenciado que puede elevar la salud y calidad de vida de las personas (22).

Somos parte de una profesión con un legado de más de 120 años de historia y desarrollo, basada principalmente en tres pilares fundamentales: filosofía, ciencia y arte. La filosofía quiropráctica, permite comprender y respetar, a través de principios, los procesos naturales y en sí, la expresión de la vida. Sinnott (2009) (23), menciona que la quiropráctica reconoce que el cuerpo humano posee una capacidad innata de coordinarse y regularse así mismo, y que la causa de bienestar, adaptabilidad y salud proviene desde adentro de las personas. Este enfoque fue descrito como el ADIO (Imagen 2); en sus siglas en inglés *Above-Down Inside-Out*, que en español significa “de arriba hacia abajo y desde adentro hacia afuera”. Esta perspectiva es una forma de explicar la capacidad innata del cuerpo humano para funcionar y adaptarse , la cual proviene desde el flujo de información originado en el cerebro que desciende al resto del cuerpo a través de la médula espinal y el sistema nervioso, para luego poder expresarse desde un nivel celular hacia un nivel físico. A su vez, también existen otros tipo de formas y mecanismo para abordar lo que sucede, pero que no se alinea mucho con los fundamentos de la quiropráctica, hablamos del denominado OIBU; en sus siglas en inglés *Outside-In Below-Up*, y que en español significa “de afuera hacia adentro y de abajo hacia arriba”. Esta otra perspectiva, asume la comprensión del funcionamiento desde el exterior del cuerpo humano hacia nuestro interior, es decir, una forma reactiva dependiente exclusivamente del entorno, y en donde el sistema nervioso y su flujo de información asciende como respuesta hasta el cerebro. Tal como se mencionó anteriormente, esta es una forma de ver la capacidad del cuerpo para adaptarse y auto regularse, y siendo así, no se encuentra alineado al pensamiento quiropráctico, sino que lo hace desde un punto de vista de orden médico, donde se cree que el cuerpo humano requiere de una intervención externa para que pueda iniciar procesos de regulación y adaptación. Claros ejemplos de esto son el uso de drogas o fármacos, cirugías y terapias. Ahora bien, es importante no confundir estos enfoques, porque una visión desde ADIO no descarta que la capacidad de adaptabilidad del cuerpo tiene que considerar procesos externos, ya que sin lugar a dudas estos pueden influir e incluso, en ciertos casos, ser necesarios. No obstante, también considera que las respuestas y mecanismos contra una enfermedad provienen desde el interior del cuerpo humano.

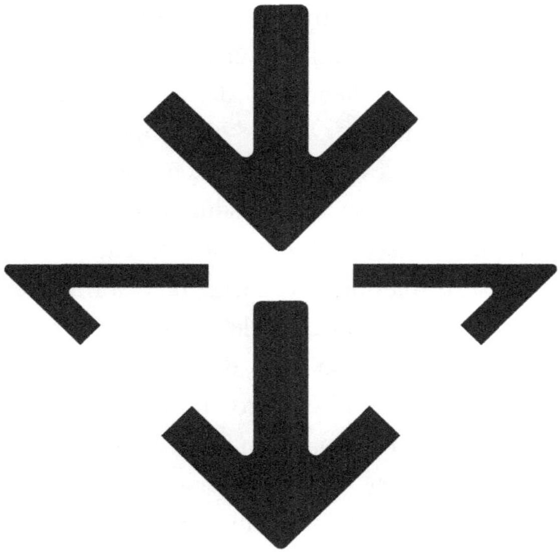

Imagen 2. Esquema del ADIO. Above-Down Inside-Out (de arriba hacia abajo y desde adentro hacia afuera).

En este punto, siento necesario recalcar que es el enfoque ADIO el que en parte define nuestro rol único y diferenciado, principalmente porque es desde este punto de vista y de acción que prestamos la atención y cuidado de las personas. Todas las profesiones durante su desarrollo, evolución y comprensión de sus conceptos, históricamente se han definido en base a sus objetivos, y nosotros no somos la excepción. Así como la medicina tiene su objetivo en la prevención y tratamiento de enfermedades, o la fisioterapia en el tratamiento y rehabilitación de alteraciones neuro-músculo esqueléticas, la quiropráctica objetivamente fue definida con el fin de dejar establecido y específicamente delimitado su rol profesional de manera exclusiva al de cualquier otra profesión existente.

"La quiropráctica se preocupa de las personas, para que expresen todo su potencial"

BJ Palmer

El Dr. Strauss (1994), comenta el razonamiento que el propio BJ Palmer desarrollaba en el año 1973 cuando definió el concepto de "quiropráctica estricta objetiva". En esta conceptualización se describe el objetivo como la corrección de la subluxación vertebral para permitir que la inteligencia innata del cuerpo pueda expresarse mejor sobre el sistema nervioso, el cual es el sistema primario requerido para su óptimo funcionamiento. Es por esto que nosotros comprendemos que si uno de los huesos de la columna vertebral se desalinea, interfiere en el sistema nervioso (subluxación), y este reduce su capacidad de regulación de un cuerpo. En otras palabras, el cuerpo, sea cual sea su estado o nivel de salud, está mejor con un buen suministro y estado del sistema nervioso. Aún así, también puede trabajar en presencia de subluxación vertebral, pero no puede funcionar a un nivel óptimo y por ende, el nivel de adaptabilidad y funcionamiento se reducirá. Debido a esto, es que siento necesario enfatizar que la quiropráctica posee algo muy valioso e importante para todas las personas, de todas las edades, sin importar el estado o condición de salud; esto es, la capacidad de mantenimiento y recuperación del bienestar y calidad de vida para todos los miembros de la raza humana (24-25).

Con respecto a las subluxaciones, hay que recordar que pueden ocurrir todo el tiempo, debido a los diversos tipos de estrés a los que pueden estar sometidas las persona en todo momento y en todas las edades. Gutman G (1987) (26) describió, por ejemplo, las subluxaciones que ocurren al momento de nacer, señalando que la alteración de la relación entre el occipucio y el atlas, puede conducir a un síndrome nervioso por el atlas bloqueado en un 80%

de los niños durante el proceso del parto. Esta es una de las tantas razones por las que durante los últimos 20 años se ha investigado profundamente el impacto de la presencia de subluxaciones vertebrales para el mejor funcionamiento y calidad de vida de las personas, todo lo cual me impulsó y motivó a entender y buscar más información sobre la quiropráctica pediátrica. Desde ya, los dejo invitados a apoyar a la asociación internacional de quiropráctica pediátrica (ICPA) en www. icpa4kids. com (27)

Volviendo al tema, existen hallazgos iniciales que documentan cambios fisiológicos medidos objetivamente, y sus consecuentes beneficios para la salud asociados a casi todos los sistemas principales del cuerpo humano. Por esto, es estimable que la atención quiropráctica pueda beneficiar a todas las funciones del cuerpo e incluso, numerosos estudios subjetivos sugieren que a largo plazo la atención quiropráctica se asocia con beneficios para la salud en general, independientemente de la presencia o ausencia de síntomas (28-29). En base a esta evidencia, es indudable que uno de los fundamentos principales que como quiroprácticos debemos tener es estar al más alto nivel en la detección, análisis y corrección de subluxaciones vertebrales, además de llegar a dominar un nivel de maestría para poder realizar un ajuste cada vez más efectivo, científico, preciso y seguro en el cuerpo de una persona.

En la práctica existen diversos tipos de personas que acuden por el servicio del cuidado quiropráctico. Algunas de ellas asisten porque han escuchado la experiencia de amigos o familiares y les interesa ser chequeados para ver cómo su cuerpo puede empezar a funcionar. También hay otras que acuden porque presentan una limitación física que les interfiere en sus actividades diarias. Acá quiero hacer un hincapié y presentar esta reflexión, porque a veces ocurre en mi práctica, y es posible que a ustedes también les ocurra, que hay quienes acuden o solicitan una visita y le reportan a mi asistente que presentan "x" situación en su cuello o en cualquier parte de su cuerpo. A veces, reportan que fueron diagnosticadas por su médico por "x" condición y que, a pesar de que han sido tratadas por ello, no han tenido buenos resultados, y eso los lleva a buscar otros profesionales que tampoco le entregan resultados. Entonces, cuando acuden donde el quiropráctico, quieren que nosotros resolvamos su problema. Por ejemplo, si una persona acude con migrañas, ella lo único que quiere es que "le movamos su cuello, porque cree o le dijeron que ahí estaba su problema. Cuando esto sucede siempre me pregunto cómo esa persona sabe realmente que ahí está su problema, si probablemente esa área ya fue abordada por otros profesionales; y también me cuestiono cómo una persona que no es quiropráctica sabe que ahí necesita que realicemos un ajuste. Es probable que hayan quiroprácticos que efectivamente van a trabajar sobre su cuello; y si bien, existe la posibilidad de que ahí se encuentre la presencia de una subluxación, en qué minuto asumimos que siempre es así, sobre todo cuando se habla de que la quiropráctica es una profesión distinta, no solo por la forma de trabajar, sino también por la forma de pensar y analizar las cosas. Entonces, ¿por qué algunos buscan hacer lo mismo que otras profesiones? Desde mi perspectiva siento que nuestra profesión es tan única que no tiene nada que envidiarle a otra profesión, partiendo de la base que no existe nadie que pueda hacer nuestro trabajo. Somos únicos en el área.

Y si volvemos al ejemplo de la persona que acude a nosotros ¿qué sucede si el sistema neuro espinal está subluxado e inestable? Lo más seguro es que se genere un colapso físico y estructural en otra área del sistema a través de compensaciones, y quizás, esa sea la razón por la cual esa zona está en colapso. Pero también, es posible que esa no sea la causa o el problema. No puede ser que limitemos todo nuestro accionar, todo nuestro pensamiento y razonamiento a intentar solucionar la expresión física de todo un colapso neurológico que podría estar asociado a una subluxación vertebral. En el presente, ¿cuántas profesiones están pensando y tratando de hacer esta misma función? Existen muchos beneficios y mucha ayuda que puede ofrecer la medicina china, acupuntura, fisioterapia, ejercicio físico, flores de bach, biomagnetismo, yoga, pilates, reiki. Tampoco podemos olvidar el uso de fármacos, ya que pueden mitigar cualquier percepción dolorosa en un par de minutos y facilitar el retorno al funcionamiento por un periodo determinado, aun cuando sabemos que su uso indiscriminado puede generar otro tipo de complicaciones y dependencia en el cuerpo de las personas. Es aquí que cabe preguntarse por qué razón nuestra profesión se debe limitar a tan solo observar y plantear los mismos objetivos que otras profesiones ya se plantean, y muchas veces están más capacitados para resolver algunos tipos de condiciones de mejor manera.

"La quiropráctica siempre funciona. Cuando parece que no, hay que examinar su aplicación de los procesos, pero no cuestionar sus principios"

Clarence Gonstead

Como profesionales en búsqueda de la expresión de vida de las personas, poseemos una filosofía, ciencia y arte que nos brinda una percepción completamente diferente del funcionamiento y de las limitaciones del cuerpo humano. Es por esto que realmente creo que debemos empezar a valorar más nuestro conocimiento, nuestros recursos y nuestro rol para la calidad de vida de las personas. El cuerpo humano posee una capacidad innata de repararse a sí mismo y, siempre que no existan subluxaciones o interferencias, se podrá autorregular y adaptar a su entorno.

El desarrollo de nuestra profesión fue muy amplio en sus inicios, sobre todo cuando fuimos fuertemente atacados por otras profesiones que dudaban de nuestros principios y de nuestro quehacer. Tan solo basta recordar cuando fuimos cuestionados por decir que movíamos los segmentos espinales a través de un ajuste específico. Sin embargo, esto sirvió de impulso para la incorporación de los rayos-x en 1910, y así, se pudieron demostrar nuestras ideas. Lo mismo ocurrió cuando fuimos cuestionados por hablar de la presión nerviosa que generaba la subluxación, y esta fue refutada una vez que se creó y se incorporó el uso del Neurocalometro en 1924, instrumento que mide el flujo del sistema nervioso y que permite detectar la presencia de subluxaciones. De manera tal, cada vez que la profesión fue atacada, salimos al frente para demostrar que estábamos en lo correcto, ya que los principios de nuestra profesión son correctos. Por eso, es muy importante seguirlos estudiando, porque en ellos encontraremos muchas respuestas.

Gracias a los resultados de los estudios de investigaciones en nuestra era actual, sabemos que el cerebro y todo el sistema nervioso son capaces de realizar lo que se llaman cambios o procesos neuroplásticos; es decir, son capaces de producir cambios adaptables de acuerdo a los requerimientos del propio cuerpo humano. Esto significa que no todo está establecido de una forma lineal y permanente, porque existen maneras en que puede cambiar la estructura y funcionamiento del sistema nervioso (30). Por años los quiroprácticos hemos afirmado que los ajustes vertebrales pueden ayudar a mejorar la salud general de una persona, y hoy existe un creciente cuerpo de investigación científica para apoyar esta afirmación (31), todo lo cual respalda nuestro rol y accionar como una profesión única y diferenciada de cualquier otra profesión ya existente.

"La naturaleza no necesita ayuda, simplemente que no haya interferencia"

Reggie Gold

ESPECIFICIDAD DE SERVICIO

Es común escuchar y leer en redes sociales que la quiropráctica es específica, o que el ajuste es específico. La verdad de las cosas es que hay oportunidades en las que uno observa las redes sociales con un ojo más crítico y analítico sobre la congruencia de la información, tal como abordaremos en unos capítulos más adelante. Tristemente, desilusiona observar cómo las palabras pueden sostener mucho y la realidad mostrar tan poco.

Les voy a compartir una experiencia que me dejó una lección muy grande. Fue durante mi primer viaje a los Estados Unidos en el año 2019. En el transcurso de ese año tuve la fortuna de viajar en varias oportunidades gracias a la quiropráctica y, a pesar de que en todos los lugares a los que fuí tuve grandes experiencias y mucho aprendizaje, este viaje creo que fue uno de los que más me marcó, por las lecciones que me dejo. Una de estas experiencias, fue cuando recién había aterrizado en el aeropuerto de Boston y me encontraba absolutamente solo. Con un inglés básico y quizás con muchas faltas de gramática y pronunciación en mi comunicación, a los minutos me vi enfrentado a mi primer desafío, pues, al momento de ingresar a extranjería había muchos policías y sistemas de seguridad, todo lo cual te intimida un poco y te hace recordar lo de las torres gemelas, ataques terroristas y un sin fin de cosas que uno puede ver en las películas. Cuando llegué al escáner tuve que pasar por ahí, y acto seguido, debí realizar la verificación de documentos en el área de ingreso al país donde se encontraba un policía en una casilla, un hombre relativamente joven de unos 30 o 35 años, alto y que creo, no tenía expresiones faciales ni habilidades de comunicación. Como todo extranjero, tuve que enfrentar una serie de preguntas de rutina para poder corroborar mi información: de dónde venía, hacia dónde iba, dónde me quedaría a dormir y por cuánto tiempo. Ahí estaba yo, tratando de responder cada una de forma correcta, intentando comunicarme con el mejor inglés posible porque sentía indispensable dejar bien a mis padres, que invirtieron en clases de idioma durante la época del colegio, y no quedar en completo ridículo. Con todo, mis nervios fueron inevitables, al igual que mis ganas de ir al baño, comer algo y descansar luego de un largo vuelo de más de 12 horas. Además debía esperar unas 4 horas más para que llegaran otros colegas con los cuales nos íbamos a reunir en el aeropuerto, para finalmente arribar a nuestro destino en una ciudad de Boston, que se encontraba a unas 3 horas de ahí. Así que con un poco de nerviosismo, porque mi inglés como mencionaba no era de los mejores, le hablé al policía que revisó mi documentación para ver si me podía ayudar. Imaginen la postura corporal de alguien un poco incómodo al decirle al policía: "Disculpe oficial, sabe, es mi primera vez en

Estados Unidos ¿usted me podría ayudar? ¿Sabe si hay algún salón VIP para poder descansar un momento? Debo esperar a unos amigos y la verdad, tengo hambre y me gustaría comer algo". Él me prestó toda su atención y me dijo con mucha calma: "me encantaría ayudarte, pero no tengo esa información. Mi trabajo es revisar los documentos de las personas y asegurarme de que puedan entrar al país sin ningún problema. PERO, mi compañero que se encuentra en el lugar de allá (apuntó y le hizo señas a un colega), definitivamente lo puede ayudar". Luego de terminar mi conversación con el policía, me sentí mucho más tranquilo y orgulloso de mi desplante lingüístico y finalmente, de poder entrar a los Estados Unidos para continuar con mi destino. Sin embargo, no pude dejar de pensar en lo que había ocurrido y sentí una enorme gratitud por la ayuda que me prestó el policía de la oficina de inmigración. De hecho, hasta el día de hoy la siento porque él me había puesto atención y fue realmente honesto respecto a su rol; y si bien no me dio la respuesta que buscaba y necesitaba en ese momento, me derivó con una persona que sí me pudo ayudar y solucionar el problema, además de facilitar bastante mi espera en el aeropuerto.

Esta experiencia siempre me ha hecho cuestionar lo siguiente: ¿Cuántos de nosotros somos así de honestos y específicos con las personas al momento de realizar nuestro rol y nuestro trabajo en nuestras prácticas? Cuando existe una real comprensión sobre nuestro rol, nuestras capacidades y el servicio que entregamos, es muy simple saber con qué otros profesionales poder derivarlas para que puedan recibir la ayuda que necesitan frente a situaciones que no nos corresponden a nosotros o en la forma que comunicamos al público como la quiropráctica puede ayudar.

Cuando hablamos de especificidad, abordamos muchas otras cosas además del proceso de ajuste en los miembros de una práctica, porque también tiene mucha relación con el funcionamiento de una oficina y de la comunicación que se le entrega a las personas. Pero en el desarrollo profesional, siento que crear y armar una práctica basada en subluxación vertebral es el desafío más interesante y atractivo que pueda existir.

Hoy en día, podemos observar muchas cosas en redes sociales sobre el cuidado quiropráctico, tanto en la publicidad como en las estrategias de marketing y comunicación. Crear una práctica con publicidad y mensajes de alivio del dolor o solución a problemas o condiciones específicas de las personas, es una forma muy común de atraer clientes, y por supuesto, de ayudar a que muchas personas puedan asistir o solicitar atención en un centro quiropráctico. Y no me mal interpreten, pero también es el principal motivo por lo que muchas de estas personas no entienden y no valoran lo que la quiropráctica puede hacer por ellas y su familia. Piénsalo desde esta perspectiva, atraes personas que acuden contigo para aliviar dolores y problemas médicos; pero una vez que llegan a tu oficina, les comunicas que la quiropráctica no es solo para aliviar dolores, sino que abarca algo mucho más importante, ya que trabaja a través del sistema nervioso. Esto puede plantearse como una solución a la problemática de la persona que acude a tu oficina y te compromete desde una perspectiva terapéutica, la cual a lo largo del tiempo te llevará a recomendarle a las personas que la quiropráctica no trata condiciones, sino que se preocupa de cuidar el óptimo funcionamiento del sistema nervioso. Por lo que le recomiendas a las personas seguir asistiendo de forma preventiva para potenciar su salud y calidad de vida. En este caso, las personas muchas veces piensan que los quieren engañar o les quieren sacar dinero, porque no logran entender para qué tienen que seguir asistiendo, si ya no sienten el dolor o las sintomatologías que los llevaron inicialmente a acudir al quiropráctico. En consecuencia, muchas dejan de asistir de manera regular a su cuidado y por lo general, retoman sus atenciones una vez que sus malestares vuelven o les ocurre un evento que los empieza a limitar. Esto me hace pensar si ¿Existe alguna diferencia entre ese tipo de abordaje y el que ya realizan otras profesiones?

"Si uno desea destruir una profesión, la forma más efectiva es prohibir el uso de su lenguaje característico"

Kenneth Hudson

El ejemplo anterior es completamente diferente cuando se construye una práctica enfocada en la filosofía quiropráctica y la localización, análisis y corrección de subluxaciones vertebrales para optimizar el funcionamiento del sistema nervioso y la calidad de vida de las personas. El desafío más complejo e importante al que muchos quiroprácticos, y me incluyo, queremos aspirar, es poder ayudar a más personas a que puedan descubrir cómo su vida puede cambiar y verse beneficiada bajo un cuidado profesional, regular y continuo, al igual que con un estilo de vida o hábito saludable. Atraer personas a nuestra práctica sobre la base de un estilo de comunicación y diferenciación congruente desde un principio con una filosofía, marca la diferencia en el corto, mediano y largo plazo de la carrera y desarrollo profesional. Además, se mantiene viva la esencia de los fundamentos de la profesión y de nuestra individualidad como profesionales especializados en un área única e irremplazable.

Existe una enorme diferencia entre una práctica donde las personas acuden esporádicamente en búsqueda de un alivio de síntomas, y otra, donde las personas acuden cotidianamente o de forma regular porque comprenden la importancia del cuidado quiropráctico y el impacto en sus vidas. Personalmente, la segunda opción es lo más hermoso, gratificante y atractivo de nuestra profesión, porque nos permite crear y ser parte de una comunidad, donde nosotros como profesionales somos parte de la vida de muchas personas y familias, además de ser un elemento importante para la población, ya que intentamos cuidarlas a través del tiempo para que su cuerpo funcione lo más óptimo posible y libre de subluxaciones vertebrales que limiten su expresión.

Por lo general, para poder desarrollarnos profesionalmente y a la vez brindar un servicio específico a la personas, es que a lo largo de nuestra carrera, y sobre todo al inicio de este proceso, tendremos un gran abanico de posibilidades al momento de continuar nuestros estudios, capacitaciones y especializaciones que nos permitan desarrollar el servicio que buscamos entregar. Es por esto que es común ver a muchos colegas en diversos países que acuden a un sin número de seminarios, congresos y mentorías para poder aprender lo que más pueda, con el fin de descubrir y desarrollar la práctica de sus sueños. También, más allá de las estrategias de publicidad y comunicación, y del sistema de funcionamiento de una oficina, existe la idea insípida de que un quiropráctico debe tener la mayor cantidad herramientas para poder chequear y atender a los miembros de su comunidad. Al respecto, una de las cosas que más he podido aprender de mis mentores y de los muchos seminarios a los que he tenido la oportunidad de asistir, es que esto no es tan así, porque ellos me han enseñado que la calidad de atención que les entreguemos a las personas tiene mucho más que ver con los procesos de comprensión sobre el alcance de nuestro rol y nuestros límites sobre el mismo.

Ahora bien, ciertamente desde un punto de vista terapéutico, es correcto pensar que debemos poseer la mayor cantidad de herramientas de intervención, ya que el profesional se debe adaptar a los requerimientos y solicitudes que van surgiendo en el camino. Por ejemplo, si una persona acude donde un quiropráctico por un problema de hombros o de rodillas o de cualquier otro tipo a nivel neuro músculo esquelético, se genera la necesidad de tener más y más herramientas para poder brindar una solución efectiva a través de diversas modalidades. Pero es diferente el escenario cuando existe una comprensión y una claridad en cuanto al rol y servicio que como quiroprácticos podemos entregar, porque si incorporamos nuevas modalidades yo me pregunto ¿Qué pasa con las otras profesiones que brindan el mismo servicio y quizás objetivo desde el punto de vista terapéutico? ¿El quiropráctico está formado para poder competir con los médicos/ Traumatólogos? ¿Fisioterapeutas? ¿Entrenadores? ¿Naturopatas? ¿Osteópatas? ¿Acupuntores? ¿Biomagnestistas? ¿Y quizás muchos otros profesionales que a través de diferentes modalidades buscan brindar un mismo resultado terapéutico a sus clientes?

Siendo completamente honesto, creo que si el servicio de un quiropráctico se centra en la localización, análisis y corrección de subluxaciones vertebrales, encontraremos el valor que nos hace únicos en el sistema de salud y en el mercado, porque efectivamente es ahí donde debemos ser los expertos y es ahí donde debemos destacar, pues, ninguna otra profesión puede desenvolverse en nuestra área. Personalmente creo que es una razón suficiente para no tener que buscar otras opciones o modalidades de atención. Pero, si además consideramos que la quiropráctica es una profesión tan rica en sistemas y métodos de detección y análisis de subluxaciones, aumentan enormemente las opciones al momento de desenvolvernos profesionalmente. No hay que dejar de lado que para el abordaje y desarrollo terapéutico de otras afecciones del cuerpo humano y del sistema neuro músculo esquelético, ya existen otras profesiones como las antes mencionadas, e incluso, algunas están mucho más preparadas, capacitadas e incorporadas en el sistema de salud para ese rol y, no son parte de nuestra competencia. A medida que eso se integre en nuestra esencia profesional, nos podremos dar cuenta como gremio que tenemos algo único e irreemplazable que entregarle al mundo. El desafío es encontrar y/o descubrir la mejor forma de poder entregar el servicio. Algunos quiroprácticos buscarán un sistema que les permita funcionar a un cierto nivel y poder cumplir ciertas expectativas personales. Otros en cambio, buscarán y desarrollarán un sistema que resuene internamente con ellos mismos.

Durante este proceso de desarrollo, algunas veces sabemos las razones de por qué queremos brindar el servicio quiropráctico, pero no sabemos cómo expresar nuestra propia quiropráctica, y eso es lo que provoca que nos vayamos acercando e interesando por diferentes líneas y sistemas quiroprácticos. Estudiamos, vamos a seminarios, y si existe la posibilidad, nos unimos a algún club en la universidad o buscamos el medio de poder inundarnos en dicho conocimiento. Y es esta búsqueda, la que nos permite descubrir qué sistema y técnica resuena más con nosotros. En algunos casos podemos encontrar ciertas coincidencias con nuestra forma de ver las cosas y eso nos permite descubrir en qué sistema encajamos mejor como individuos. Pero también pueden existir algunas técnicas o sistemas que nos pueden generar confusión, y llegará un momento en que tendremos que decidir en qué deseamos desarrollarnos.

Uno de mis mentores, el Dr. Andreas Söderström, una vez me dijo algo sobre el arte y el desarrollo quiropráctico mientras conversábamos: "cualquiera sea el sistema que uno elija, nuestro enfoque debe ir en hacerlo de la mejor manera posible dentro de ese sistema, incluso antes de empezar a probar con otras cosas. De lo contrario, nunca se aprende la esencia y no logramos ser realmente buenos en esa área". Cuando escuche esto, me hizo pensar mucho en esa famosa frase:

"No temo al hombre que ha practicado 10.000 patadas una vez, temo al hombre que ha practicado una patada 10.000 veces"

Bruce Lee

Efectivamente, podemos ir a muchos seminarios de diferentes sistemas, múltiples técnicas, varios tipos de análisis, pero si finalmente no comprendemos el trasfondo de cada sistema quiropráctico, nunca entendemos cuándo y por qué utilizar cada pieza de nuestro conocimiento.

Con certeza, en algún momento tendremos un conflicto, porque no sabremos cuándo realmente es necesaria la aplicación de ese conocimiento, de manera que la seguridad sobre ello se verá limitada y condicionada al azar. Pero, si nos dedicamos exclusivamente a un sistema, sólo un sistema, a dominarlo por completo con todas sus variables, sus detalles, y sus formas de aplicación, el resultado a través del tiempo será completamente diferente, y como corolario obtendremos una certeza y seguridad que será absoluta.

Independiente de la forma o sistema que utilicemos, es muy importante comprender cuál es el objetivo que tenemos como quiroprácticos, porque solo así nuestra práctica reflejará cada detalle del servicio que buscamos entregar a las personas. Es necesario entender también que el servicio específico es aquel que se transmite en todos los espacios de una oficina, y no solo se relaciona con el sistema que utilice un quiropráctico, sino que conlleva su visión y sus valores más elevados, todo lo que se transmite al momento de comunicar, de ofrecer el servicio a la comunidad y de explicar procedimientos necesarios para poder brindar la mejor atención posible a cada persona que acuda con nosotros. Algunos de estos detalles los desarrollaremos en los próximos capítulos.

AJUSTE QUIROPRÁCTICO

El ajuste quiropráctico es nuestra imagen pública, es la razón por la cual el público sabe o cree comprender lo que hace un quiropráctico.

Mi camino para volverme quiropráctico fue gracias al ajuste. Es común escuchar de muchos colegas que su decisión de volverse quiroprácticos fue porque recibieron sus cuidados o porque alguno les sanó o les cambió la vida, existen miles de historias de ese tipo. En mi caso, no fue así. De hecho, fue completamente diferente.

Durante mis estudios en kinesiología tuve un desarrollo académico bastante inestable, puesto que durante los primeros años nunca me gustó por completo la profesión y la verdad, inicié esos estudios por la oportunidad que se me presentó y se les presento a mi padres de poder costear una carrera a un valor muy económico y accesible. En ese período, luché en varias ocasiones para poder salir y estudiar otra cosa, pero finalmente no lo pude realizar debido a que mis padres no lo aprobaron, por lo que luego de un tiempo me vi "forzado" a buscar herramientas y un área de la cual apasionarme para poder dedicar mi vida a ejercer esa profesión.

Fue así como en uno de los tantos seminarios y

congresos que asistí durante el año 2010 y 2013 que por alguna razón, empezó a rondar la idea de que trabajar con mis manos era lo que más se ajustaba conmigo. La kinesiología nunca encajó en mi visión filosófica de cómo funcionan las cosas, y de hecho, algunos elementos solamente los utilizaba cuando un profesor me lo indicaba. No estoy diciendo que no sirva o no funcione, sin duda ayuda a muchas personas alrededor del mundo, pero simplemente no encajaba conmigo, y por consiguiente, tuve que buscar respuestas en muchas partes.

Recuerdo que en uno de esos congresos conocí por primera vez la palabra quiropráctica, pero no tan al detalle como me hubiese gustado. En todo caso, fue llamativo lo que se me presentó, aunque no se alejaba tanto de lo que en ese momento ya "sabía" de kinesiología y terapia manual. Al año siguiente de ese congreso, me encontré en un curso donde pude observar directamente el impacto de un "ajuste" en una compañera de clases, que luego de eso cambió radicalmente su forma de ser. Ella era una persona que constantemente refería una incomodidad en su cuello, y por lo general, cada vez que se le presentaba una oportunidad, le pedía a nuestros docentes si la podían ayudar. Después mejoraba un poco su situación, pero con el tiempo se volvía a repetir. Hasta el día que en un seminario el docente le realizó un ajuste que cambió radicalmente la expresión de su rostro y de su cuerpo.

Desde ese día nunca más volví a escuchar que necesitase ayuda en una clase. Eso sí que llamó mi atención y me obsesioné con ello, fue como un click que decía dentro de mí “Esto es lo que me gusta, para esto fue la búsqueda”. En ese momento sentí que eso era lo que quería aprender, e inicialmente se me presentó como una técnica y nada más que como una herramienta. Claramente, a través de los años fui entendiendo que más que una técnica, era una profesión en la que se requerían muchos años de estudio, los cuales jamás me preocuparon, pues era lo que realmente quería ser y estaba dispuesto a viajar y estudiar en EE. UU. cuanto fuese necesario, sin importar el dinero. La vida es misteriosa, y afortunadamente para mi bolsillo y el de mis padres, esta oportunidad se me presentó en Chile. Me encantaría detenerme a narrarles cómo sucedió esta historia, pero creo que ella da para otro libro.

Retomando nuestro tema, debo decir que el ajuste es la clave de nuestro éxito. Y es muy común ver en internet videos de muchas personas que hacen “ajustes”, pero en realidad lo que observamos no son ajustes y ni siquiera es quiropráctica. Para el común de las personas, hacer sonar y sonar la columna en todas partes y en todas las formas posibles, pareciera que es lo realmente efectivo. Es más, en la escuela y también en seminarios, es común verlo entre los compañeros o colegas cuando uno llega a clases o se encuentra en el recreo y te dicen ¿me ajustas el cuello? Y alguien accede y va y le ajusta algo en el cuello a esa persona, o en cualquier parte que esa persona haya solicitado. Y por lo común, la experiencia es buena, agradable y con una sensación de tranquilidad.

Pero aquí es el momento en que nos debemos volver objetivos y analizar por qué el ajuste es lo que más le gusta hacer a la mayoría de los quiroprácticos en el mundo, como se deduce del ejemplo anterior. Yo creo que es porque pasamos gran parte del día pensando en cómo podemos mejorar nuestra técnica de ajuste. En este caso, si el ajuste fuera nuestro eje central cabe preguntarse, ¿cuál es la diferencia que tiene con una manipulación? o ¿en qué nos diferenciamos los quiroprácticos de un terapeuta manual, un fisioterapeuta, un osteópata o un componedor de huesos?

Si nos enfocamos en lo técnico, veremos que no hay gran diferencia. De hecho, cuando estudiaba quiropráctica tenía compañeros que poseían magister en terapia manual, algunos habían cursado ciertos años de osteopatía y personalmente, yo había aprendido algunas técnicas de manipulación. Por lo que desde muy temprano me vi enfrentado a este cuestionamiento ¿En qué me diferencio como quiropráctico? ¿En qué se diferencia lo que haré como kinesiólogo a lo que haré en unos años más como quiropráctico? Asimismo, pude notar que no era grande la diferencia al consultarlo con profesores u otros colegas. Por un lado, algunos se limitaban a decir que al ser quiropráctico se está por arriba de los kinesiólogos; pero a mi eso jamás me interesó, porque creo que ellos cumplen un rol fundamental en la rehabilitación de las personas. Por otro lado, ciertos colegas me decían que el recurso más utilizado en el trabajo quiropráctico era sobre el sistema nervioso, y desde ahí comencé a comprender el trasfondo que hay en la quiropráctica.

Sin embargo, en la escuela lo primero que aprendí fue el uso de técnicas de *Diversificado* para "ajustar" la columna, y durante ese proceso los cuestionamientos y preguntas que me hacía se dispararon al 100%. Me empecé a preguntar cosas del tipo, ¿cómo mido el sistema nervioso en esto? O, si estoy manipulando todo lo que no se mueve ¿Tendré que hacer sonar todo? ¿Acaso cuando una persona me visite en mi centro quiropráctico tendré que mover todo lo que no se mueva? Y entonces ¿Cómo me diferencio de otro profesional que hace el mismo tipo de intervenciones? Efectivamente creo que estuve así por casi un año, cuestionando todo y preguntándome también otras cosas.

No obstante, esta desilusión y frustración comenzó a terminar cuando por mis propios medios indagué por fuera a la formación que estaba recibiendo, hasta que empecé a escuchar y leer sobre la filosofía quiropráctica y sobre los "sistemas quiroprácticos".

El ajuste es una pequeña parte y de hecho es la última pieza de todo un proceso dentro de un sistema que analiza y procede a determinar dónde, cómo y por qué ajustar de la mejor manera posible. El único objetivo de un ajuste quiropráctico es facilitar la corrección de una subluxación vertebral y ante eso, no existe ninguna otra profesión en el mundo que tenga las competencias, el conocimiento y la experticia de poder hacerlo tal como nosotros, y eso fue lo que más me cautivó en este proceso. Ese es nuestro objetivo y es lo que marca la diferencia frente a cualquier otra profesión; independiente del sistema que se utilice.

Como ya se ha mencionado, durante el desarrollo de la profesión se generó todo un estudio para comprender el alcance de la quiropráctica y para conseguir un medio por el que nuestros ajustes sean replicables. Esto provocó el desarrollo de diversos procesos para diseñar los primeros sistemas de detección, análisis y corrección de subluxaciones vertebrales y de esto hablaremos a medida que avancemos en este y los próximos volúmenes.

Durante los últimos años en esta profesión, mi camino me ha llevado a buscar su esencia, fundamentos y avances, en pos de poder adaptar algunos conceptos utilizados. En este sentido, es que he explorado las definiciones dadas al ajuste quiropráctico y la mejor descripción que encontré es la de "*The Specific Chiropractic Centers*" (32), la cual he estimado necesario modificar para que pueda ser aplicada por todos los quiroprácticos del mundo, sin dividir entre quienes trabajan en la línea de *Upper Cervical* o *Full Spine*. Para este libro vamos a usar mi definición adaptada del ajuste quiropráctico:

> *"Un ajuste quiropráctico específico, es aplicado solo y exclusivamente cuando existe una subluxación vertebral en el sistema nervioso, idealmente cuando es medible a través de una termografía paraespinal. Cuando es clínicamente necesario, se realiza un ajuste específico en la columna vertebral para restaurar la integridad dentro del sistema nervioso. La corrección de la subluxación, restaurará la comunicación adecuada entre el cerebro y las células, tejidos y órganos de todo el cuerpo".*

Entonces, si la quiropráctica trabaja para restaurar la integridad del sistema nervioso y junto con ello, deseamos brindar un servicio específico y que sea seguro para las personas, deberíamos considerar el hecho de que también debemos poder medir y estudiar la evolución de los cambios en el sistema de ellas, por lo que el uso de instrumentación para este análisis debe ser una pieza fundamental en nuestra práctica.

Considerando la importancia asignada a nuestra profesión por el Dr. Gonstead, quien siempre mencionaba en sus seminarios: "la quiropráctica es específica o no es nada", parece claro pensar que con ello se hace mención a la relación que debe existir entre la localización, análisis y corrección de subluxaciones (LACSV) y el estado del sistema nervioso. El ajuste quiropráctico no es algo simple, no es algo mecánico, ni tampoco tiene que ver con buscar restablecer una "normalidad establecida en el cuerpo". Un quiropráctico para poder ajustar una subluxación vertebral, debe aceptar donde la encuentra, y sea cual sea el resultado de su análisis, también la debe aceptar. Además de adaptarnos a las limitaciones físicas y estructurales en el cuerpo de las personas, ya que no buscamos realizar un cambio, para así intentar manipular el funcionamiento de un organismo como lo hacen otras profesiones a través de fármacos, cirugías y otras formas de intervención. Un ajuste quiropráctico busca corregir una subluxación vertebral y reconectar un sistema nervioso para que la inteligencia innata que posee persona se pueda expresar, a través sus capacidades y de las propias limitaciones en su materia. Es por esto que sin lugar a dudas, debemos estar preocupados en estudiar este sistema y determinar si existe una relación con la limitación vertebral en una subluxación, la que nos permitirá poder hacer nuestro trabajo y poder brindar un ajuste preciso, específico y completamente seguro, donde realmente sea requerido.

"Los instrumentos no piensan. Producen evidencia. Usted debe interpretar la evidencia y luego actuar sobre ella"

BJ Palmer

Toda subluxación vertebral, efectivamente, posee una restricción de movimiento; pero no toda vértebra con restricción de movimiento es una subluxación vertebral. Además de considerar que toda subluxación vertebral posee evidencia de su existencia, es necesario prestar atención a todos los indicadores que poseen los diversos sistemas utilizados en nuestra labor; como por ejemplo y solo por mencionar uno, el análisis termográfico que desde mi perspectiva, es una de las herramientas que debería ser utilizada sí o sí en nuestra labor diaria, considerando que estamos en el siglo XXI, y no existen excusas para utilizar la tecnología a nuestro favor.

Para poder ajustar el sistema de una persona, primero debemos entender lo que está expresando innatamente en su cuerpo. Luego, debemos analizar esa expresión y sus características, porque ellas nos brindaran mayor información para poder determinar la forma, la fuerza y la velocidad que esa columna requiere y puede tolerar al momento de hacer un ajuste. Con respecto a estas variables que influyen en ese proceso de análisis, serán abordadas más adelante en el volumen 2.

Como ya sabemos, el ajuste quiropráctico es una de las piezas fundamentales de nuestra labor diaria en nuestras oficinas, y es fundamental entrenarnos para poder ser los mejores en una aplicación de forma profesional, científica y segura a todas las personas que reciben nuestro servicio. No obstante lo anterior, debemos recordar que solo es una pieza más en el engranaje de todo un sistema que fluye en nuestro centro quiropráctico.

"Encuentra la subluxación. Acepta dónde la encuentres. Corrígela. Déjala sola"

Clarence Gonstead

Cuando existe claridad sobre cuál es el enfoque o el objetivo de una práctica, se vuelve necesario encontrar sistemas que nos permitan desarrollar la eficiencia y efectividad de nuestro servicio. Para aquello, debemos tener muy claro cuál es nuestro valor más alto. Hay personas que les cuesta poder definir esto, ya que les gusta conversar con las personas, escucharlas o incluso realizar todo tipo de procedimientos, todo lo cual nos señala una falta de claridad sobre el servicio entregado. Con esto, no estoy diciendo que escuchar a las personas o conversar con ellas no sea algo importante porque realmente sí lo es, pero hay que ser enfático en saber cuál es nuestra función, pues no podemos intentar ser psicólogos o asistentes sociales porque simplemente nuestro mayor valor es el de ser un quiropráctico al servicio de estas personas. Por tanto, debemos ser lo más eficientes y efectivos en poder detectar, analizar y corregir subluxaciones vertebrales, y para eso también debemos establecer límites, pues quienes asisten a nuestra oficina buscan que podamos brindar un servicio de excelencia, y es ahí donde debe estar nuestro foco. En efecto, si comprendemos lo importante que es esto, desearemos poder ver la mayor cantidad posible de personas con un máximo nivel de excelencia. En contraparte, si no poseemos un sistema que nos brinde la oportunidad de hacer nuestro trabajo a un alto nivel, no hay forma de que podamos ayudar a mejorar la calidad de vida de las personas que son parte de nuestra comunidad y reciben nuestro servicio.

CAPÍTULO 3

PROCESOS INTERNOS DE LA ATENCIÓN QUIROPRÁCTICA

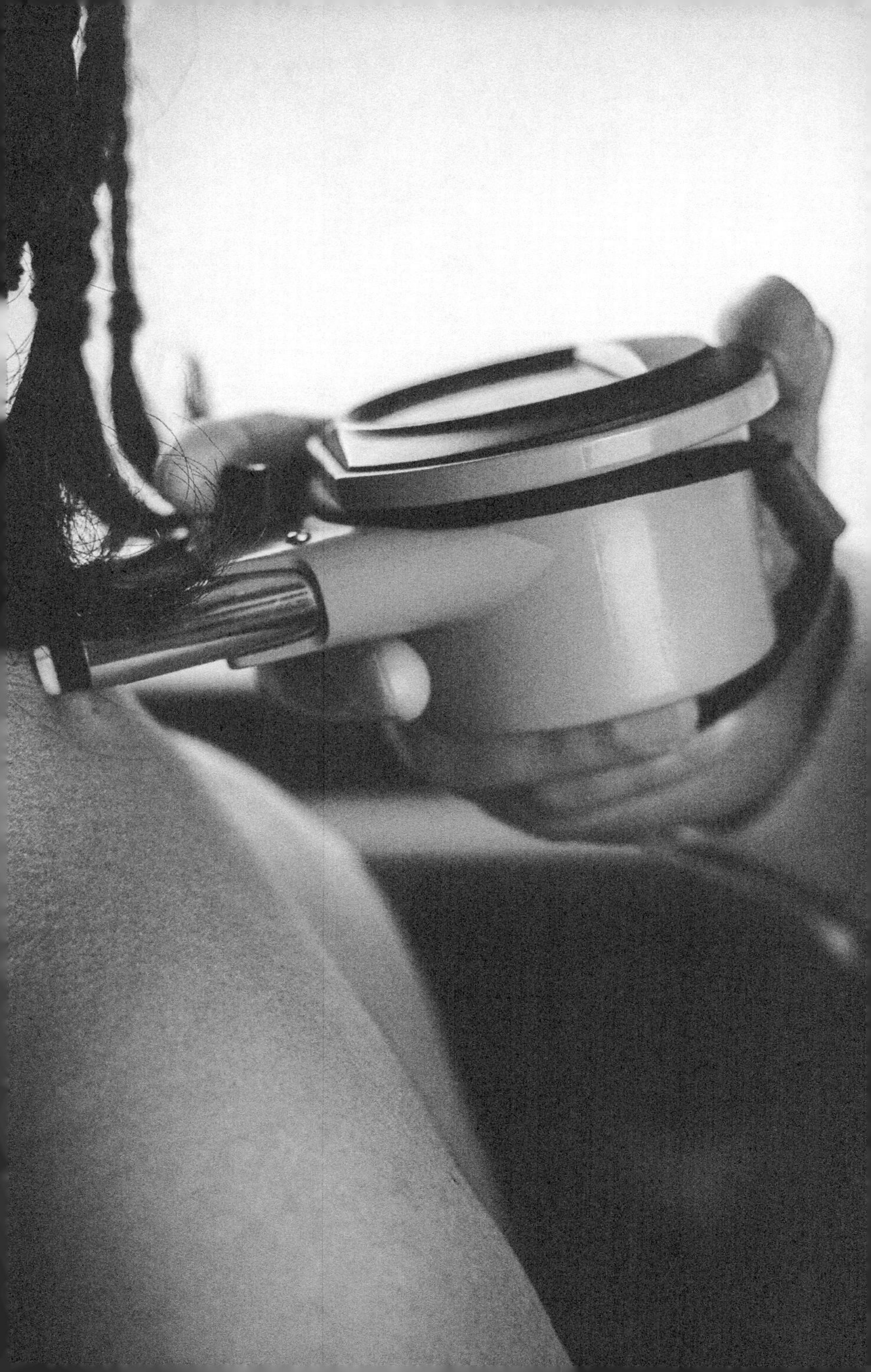

INTRODUCCIÓN A SISTEMAS

En quiropráctica se entiende que un sistema técnico se refiere a aquel que proporciona un protocolo sobre el paso a paso que hay que seguir para la resolución de un proceso, específicamente el LACSV, en la interacción con los usuarios al momento de su atención. Sin embargo, esto no siempre ha sido comprendido de esta forma, porque nuestra profesión se ha ido desarrollando y evolucionando a través de los años, y esto ha provocado la coexistencia de diferentes enfoques teóricos para asumir la sanación de las personas, lo que a su vez ha devenido en la creación de diferentes sistemas técnicos para nuestro quehacer.

Al respecto, y como ya he mencionado anteriormente, la profesión quiropráctica está anclada en tres pilares fundamentales: filosofía, ciencia y arte. De esto se deduce que no hay solo una forma de abordar un sistema porque existen otros matices, donde su aplicación técnica debe comprender estos 3 componentes esenciales para el cuidado de las personas. Quiero especificar este punto, porque durante el inicio profesional de los recién graduados es común observar en su gran mayoría, que muchos de ellos piensan que la forma en la que aprendieron en la universidad no es solamente la mejor forma de poder brindar un cuidado quiropráctico, sino que también piensan que es el único modo (33).

Cuando inicié mi camino en este increíble mundo de la quiropráctica, la verdad es que no poseía mucha información, preparación o conocimientos al respecto. Creo que como todos; a través de los pasos e ir experimentando, el pensamiento y nuestra comprensión del mundo, nos lleva por un camino de dudas y reflexiones, que es el medio por el cual la mente humana resuelve cosas y evoluciona la perspectiva de la realidad. Cada vez que recuerdo y hago memoria sobre cómo me introduje en la profesión, probablemente fue al igual que muchos que desean aprender cómo hacer un ajuste, tal como ya les he mencionado. Sin embargo, a través del tiempo claramente esa idea va evolucionando y tomando un significado más profundo y de mayor compromiso e incluso, los motivos por los cuales uno se enamora de la profesión tienen que ver con algo más grande, con una *"gran idea"*.

Cuando me encontraba en la universidad, tal como probablemente ustedes lo hacen, la base educativa era la técnica de *Diversified* y uno que otro sistema; principalmente *SacroOccipital Technique*, *Thompson Technique*, *Activator Method*, pero no se abordaban tan profundamente o al detalle, porque eran considerados como un contenido de formación general. A pesar de ello, me causó curiosidad los patrones de similitud que tenían entre sí, es decir, que todos nos entregan herramientas para saber evaluar, hacer un análisis y cómo y dónde poder realizar ajustes; en resumen, una pauta de cómo iniciar, proceder y dónde terminar con tu proceso evaluativo y de intervención. Así mismo, pude concluir que con *Diversified* no existía esa guía y tampoco herramientas para poder saber por dónde podrías iniciar y terminar con tu análisis. Esto fue una de las cosas que más llamó mi atención.

Empecé a darme cuenta que era realmente importante saber o al menos tener una noción de otros sistemas de análisis y técnicas de ajuste quiropráctico para poder tener un espectro de conocimiento y comprender sus fundamentos con el fin de ir creciendo en la profesión. Particularmente con esto no me refiero a que debamos estudiarnos todos los sistemas de análisis quiropráctico, sino a que podamos tener una idea general de algunos conceptos, y de esa forma poder tomar una mejor decisión sobre qué sistema desearíamos desarrollar, cuál es el que más nos acomoda y cuál es el que más resuena con nosotros, para iniciar este camino de aprendizaje con una dirección un poco más clara.

Con estas interrogantes y entusiasmo por descubrir que más había en la profesión, recurrí a lo que cualquier persona con acceso a un computador e internet haría en mi situación. Cada vez que tenía tiempo libre, iba directo a buscar videos en YouTube y así fue como llegué a ver y cautivarme con los videos del Dr. Ian Rossborough, quiropráctico *Gonstead* de Australia, y si eres quiropráctico de seguro también viste alguno de sus videos. Cuando empecé a ver los casos que él subía a su canal fue la primera vez que comencé a observar otras cosas. Primero, usaba un instrumento; no sabía lo que hacía ni para que lo usaba, pero era como ¡RAYOS! ¿ qué es eso? ¡Yo quiero uno! Me sorprendió, porque jamás había visto a ningún otro quiropráctico usar uno de estos instrumentos. En segundo lugar, también me llamó la atención cómo utilizaba las radiografías, les marcaba líneas y ángulos y las ponía en una pantalla; debo reconocer que fue una de las cosas que me causó mucha curiosidad. Y lo tercero, encontré que su forma de evaluar y su técnica de ajuste era tan delicada que podía observarse una precisión que no es muy común y los resultados que tenía, o al menos los que podías ver en YouTube, se escapan del radar de que a la persona le dolía el cuello y se tenía que lo tenía que ajustar, a veces ajustaba en segmentos que neuro fisiológicamente no tenían ninguna relación. Creo que en ese tiempo, aproximadamente el año 2015, ¡veía sus videos todos los días! Había algo en este Sistema *Gonstead* que me generaba cierto entusiasmo, y si bien en ese momento no sabía qué era, un par de años después lo logré comprender gracias a mi padre.

Mi padre, hoy retirado del ejército, dedicó gran parte de su carrera al trabajo en un centro médico militar en el sur de Chile, lugar donde pasé gran parte de mi niñez y adolescencia. Papá, se había especializado en la toma de rayos X, y fue lo que realizó la mayor parte de su carrera. Un día estaba junto a él mostrándole videos del Dr. Ian y recuerdo que le dije "mira yo quiero especializarme en eso, me entusiasma poder hacer lo que él hace. Usa radiografías y una máquina especial*"*. Entonces, tal como cuando un niño le pide un regalo de navidad a sus padres, él me dijo, "es curioso" cuando eras niño siempre te gustaba jugar con las máquinas de rayos X, me inundabas de preguntas y me robabas imágenes para rayar sobre ellas. Fue en ese momento que comprendí que quizás desde ahí venía este profundo interés por aprender del Sistema Gonstead.

Fue así como durante el año 2016, empecé a leer y tratar de comprender un poco más sobre este sistema y en el transcurso de ese período, también se empezaron a alinear algunos procesos que me llevaron a encontrar algunos amigos que compartían este interés. Con el tiempo, conformamos un grupo que se reunía de manera periódica con no mucho más que las ganas de aprender, por fuera de la formación universitaria .

Todo esto fue creciendo conforme otras personas se fueron uniendo, y a fines del año 2018 conformamos el *Club Gonstead Chile,* lugar que permitió desarrollarnos enormemente como quiroprácticos, personas y amigos. Estoy completamente agradecido de ellos porque sin lugar a dudas todo el estudio fue mucho más llevadero, entretenido y dinámico en su compañía. Muchas gracias a todos: Mary Blanca, Pía, Karina, Hernán, Christopher, Fabián, Bruno, Sebastián, Pablo y Jonathan. Luego, junto con el pasar del tiempo y una vez ya graduado de la universidad e iniciar mi camino como quiropráctico, se abrió un mundo de posibilidades por descubrir.

Posteriormente, el mayor crecimiento para la comprensión de conceptos y sistemas a un nivel más profundo siento que vino de la mano de mi principal mentor, el Dr. David Serio, en el momento que me uní al equipo internacional de *VidaChiropractic WorldWide*. Y gracias al entrenamiento intensivo, constante y evolutivo, que fue desarrollado por el Dr. Serio a través de sus 20 años de práctica, es que hoy practico el *Life Evolution Chiropractic System (LECS)*. Me siento afortunado; pues me permitió adelantarme años en la comprensión y desarrollo de una práctica diaria, que si hubiese seguido de manera solitaria, probablemente aún estaría tratando de descubrir, entender y saber cómo aplicar. Si bien en este libro no voy a dar los detalles exactos del sistema que utilizo diariamente porque esta no es su intención, sí es muy importante comprender que mucho de lo que compartiré viene fundado en su esencia por mis mentores, amigos, anécdotas y experiencias vividas durante este proceso.

"La quiropráctica es una de las tecnologías humanas más poderosas y naturales de la evolución de los seres vivos"

David Serio

SISTEMAS OPERATIVOS

Durante el proceso de la escritura de este libro, quise incorporar a personas que tienen experiencia en otras áreas para poder abordar al detalle la importancia de algunos temas y elementos utilizados en quiropráctica.

En lo que refiere a sistemas, automáticamente se me vino a la mente una persona que no es quiropráctico, porque pensé que así podría adquirir una perspectiva diferente sobre el tema. Acudí a mi buen amigo Camilo González, de profesión ingeniero y que se ha dedicado los últimos 10 años de su trabajo a la aplicación de sistema de operaciones, planificación y coordinación en diversas compañías. Su rol, es encargarse de que las cosas se hagan de una manera efectiva y eficiente, se cumplan los objetivos para los cuales se deben desarrollar una planificación y una ejecución de los procesos.

Un día, coordinamos una llamada para poder hablar sobre el tema y nos sentamos (virtualmente) a conversar sobre la importancia de los sistemas. Él me comentaba que en sí, estos tienen la particularidad de que se puedan cumplir los objetivos propuestos y de que todo el sistema operativo funcione. Además, hay que reconocer la eficacia de un sistema como un parámetro que mejora y optimiza el resultado de los objetivos. Por ejemplo, un objetivo se puede lograr de diversas formas, pero sí para lograr ese resultado se requirieron 100 días o se utilizaron 100 tipos de recursos, cuando se podría haber logrado en menos tiempo y con una menor cantidad de recursos, quiere decir que aunque tu sistema funciona, puede ser mejorable, ya que efectivamente la idea del uso de sistemas es que se cumpla el o los objetivos que te propones, pero de forma eficiente; idealmente en el menor tiempo posible y, a su vez, con la utilización de la menor cantidad de recursos posibles.

Si analizamos lo anterior desde una perspectiva quiropráctica, es exactamente el objetivo que tenemos con el uso de los sistemas para la LACSV. Es muy importante considerar que al hablar sobre sistemas no nos referimos a algo exclusivo a los procedimientos de atención en la sala de ajuste, sino que muy por el contrario, es algo que se aborda de manera más amplia. El sistema de funcionamiento de una oficina es mucho más que eso, porque incluye los procesos de recepción de personas nuevas, coordinación de horas, flujo de la oficina, flujo de atención, procedimientos de comunicación, procesos de seguimiento, control y mantención de personas, etc. Si bien este libro no tiene como objetivo tocar todas las aristas relacionadas con los sistemas de una oficina, creo que es importante hacer una mención para que sean considerados.

Ahora bien, debemos entender que todos los sistemas tienen un flujo y una estructura que te permite chequear a una persona desde un punto A a un punto B, con la intención de ser lo más eficaz posible . De ahí la importancia de respetar los procesos de ese sistema, porque es lo que nos entregará la mayor eficiencia al momento de querer lograr un resultado. A esto debemos sumar que su uso nos permite poder detectar y analizar los procesos que realizamos, para poder determinar cosas o elementos que pueden limitar nuestros procedimientos, ciertos "vacíos" que se pueden mejorar y aumentar en nuestro rendimiento. Y acá es que el uso de sistemas es fundamental porque, independiente del servicio o los servicios que realices y le entregues a tus clientes, es muy importante que definas los objetivos en tu centro quiropráctico, ya que tener claridad de cuál es el objetivo que tu deseas brindar a tu comunidad, es clave para su éxito. Entendiendo la importancia de los procesos antes mencionados y que posteriormente puedan ser definidos, recién en ese momento podremos desarrollar la forma de medir y analizar cada uno de esos procesos, ya que estos te entregarán la información precisa para mejorar la calidad de tu sistema.

Al respecto, el Dr. Bill Davis, en su libro: *"Upper cervical practice mastery"* (34) habla sobre algunos indicadores que se denominan los "indicadores claves de rendimiento" *KPI* en su sigla en inglés.

Los KPI, son una métrica cuantificable de medición que se utiliza para evaluar el éxito de un proceso, de un miembro del equipo o incluso de todo el equipo de tu centro quiropráctico. Los indicadores pueden ser útiles para verificar la eficiencia y eficacia de tus procesos. Algunos ejemplos generales a considerar son:

- Manejo de Oficina: contabilizar ingreso económico y egreso económico. Un seguimiento del ingreso de miembros nuevos, personas referidas, cantidad de atenciones por semanas, mes, año, etc.

- Manejo de Asistente: cantidad de personas agendadas, generación de personas referidas, seguimiento de miembros activos, de miembros que descontinúan su cuidado, etc.

- Atención Quiropráctica: tiempo y calidad de atenciones, protocolos de atención, resolución de problemas o situaciones internas, horarios de mayor y menor demanda, etc.

La medición del o los sistemas de procesos que estés realizando en tu práctica conlleva poder analizar sus resultados y tener una proyección de tus objetivos y/o resultados en el corto, mediano o largo plazo.

Recapitulando, el uso de sistemas y procesos en un centro quiropráctico son fundamentales para su buen funcionamiento, por eso, no debemos limitarnos a estudiar solo el utilizado en nuestras salas de ajustes, ya que como hemos visto, su aplicabilidad en procesos es mucho más amplia de lo que podamos pensar.

A modo de contextualizar lo anterior, en la imagen 3 se expone gráficamente un sistema de flujo general de una práctica que consta de 4 procesos, cada uno con su propio sistema de flujo, que permitirá poseer la eficiencia y eficacia que cada proceso tiene como objetivo.

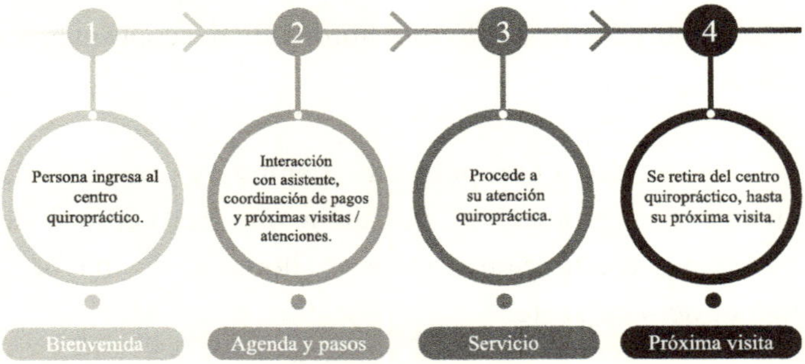

Imagen 3. Sistema de flujos básico y generales de un centro quiropráctico.

Hay que comprender que el uso de sistemas y respetar su flujo es fundamental porque son el engranaje de toda la maquinaria que permite el funcionamiento de una oficina. El principal beneficio del uso de sistemas es que te permite lograr tus objetivos de la mejor manera posible, independiente de cuales sean.

Al respecto, debemos ser enfáticos en señalar que cada uno de los procesos de tu sistema se interrelaciona con los siguientes procesos que proceden, y si por algún motivo uno de tus procedimientos no se lleva a cabo tal como está diseñado, afecta y altera el orden de todo el proceso. Por ejemplo, fijémonos en la imagen 3, si una persona llega a la práctica y en vez de iniciar su proceso en el punto 1 y 2, pasa directamente al punto 3, se tendría que cambiar completamente el orden y el flujo del sistema, lo que derivará en un problema para tu oficina en términos de eficiencia. Para ser más concretos, imaginemos que si en tu oficina hay un gran flujo de personas que asisten para su cuidado, una situación como la anterior, generará un colapso del flujo de la oficina y por consiguiente, de tus procesos de atención. Tal como un efecto dominó, un procedimiento realizado en un momento que no corresponda, afectará la forma en la que se logra el objetivo, el profesionalismo y la calidad de servicio, porque cada proceso cumple un rol clave en el sistema.

"No tener un sistema o no respetarlo, es simplemente no cumplir con tu objetivo"

Camilo González

No obstante lo anterior, hay momentos en que el error o la alteración del flujo de un proceso puede ocurrir y a su vez puede generar errores. En esos momentos hay que comprender que podemos descubrir nuestras debilidades, aún cuando seamos poco tolerantes al "fracaso" o a cometer errores en la práctica. Lo anterior nos entrega el mayor de los aprendizajes porque de su resultado obtendremos sistemas en los que se puede detectar el error, analizar el proceso y generar cambios y mejoras sobre nuestra eficiencia de servicio.

Sin lugar a dudas, cualquiera que sean los objetivos que uno se propone en la práctica, se pueden cumplir de miles de formas. Sin embargo, la eficiencia es el mayor desafío, y por eso es importante que tu sistema sea medible, para así poder ir mejorando a través del tiempo. Finalmente, esto se transforma en un sistema bien establecido que nos entregará a nosotros y a nuestro servicio una mayor credibilidad, confianza y certeza.

DESARROLLO DE LOS SISTEMAS QUIROPRÁCTICOS

Como ya hemos mencionado, la quiropráctica ha recibido constantes ataques hasta el día de hoy, pero esto, no ha impedido su evolución y desarrollo, sobre todo en lo que refiere a la utilización de instrumentación en los procesos de examinación.

> *"El propósito completo de nuestra instrumentación científica era eliminar cualquier dependencia de opiniones variables y diferentes de quiroprácticos o pacientes en cuanto a todos los cambios internos mínimos más allá de su conocimiento, y dentro de nuestro conocimiento, para establecer precisión y construir un registro completo de cada caso" (35).*

Hoy los avances de la ciencia nos han brindado tecnología que nos ha permitido poder responder algunas de las interrogantes que han ido surgiendo en el camino de desarrollo de la profesión, y así, nos ha permitido avanzar en muchos aspectos. Gracias a esto hoy podemos saber que la subluxación vertebral es mucho más que un nervio pinchado, como se pensó en nuestros inicios, ya que hoy sabemos que se relaciona con el funcionamiento e integridad de la corteza cerebral y la adaptabilidad del ser humano al medio ambiente. El trabajo de algunos colegas como la Dra. Heidi Haavik, Dra. Monique Andrews, Dr. Steve Tullius, Dra. Amy Spoelstra, Dr. Rob Sinnott, Dr. Simon Senzon, Dr. Bruce Steinberg, Dr. Matthew McCoy, Dr. Christopher Kent y muchos otros, han sido clave para comprender en mayor profundidad el impacto de la subluxación vertebral, por lo que si aún no has podido revisar sus trabajos puedes buscar la información por internet, journal y revistas. Personalmente, te invito a revisar la página de la revista de investigación de subluxación vertebral en www.vertebralsubluxationresearch.com (36)

Acá voy a hacer un paréntesis en el tema de sistemas, ya que debemos recordar de acuerdo a Stephenson que la quiropráctica fue fundada y definida como una filosofía, ciencia y arte (4), y que estos son los 3 pilares en los cuales gira nuestra profesión (Imagen 4). Cada uno de ellos tiene un fundamento y permite comprender cuál es nuestro rol. Recordemos también que nuestra profesión fue desarrollada, gracias al intelecto y a la pasión de BJ Palmer, el cual a través de muchas investigaciones y la incorporación de nuevas tecnologías, desarrollo herramientas para poder saber, entender y determinar cómo, dónde y por qué una persona requiere un ajuste quiropráctico específico. La profesión fue fundada en una reflexión científica, es decir, en una comprensión filosófica de la expresión de la vida. Y es exactamente eso lo que representan nuestros tres pilares que ahora paso a profundizar.

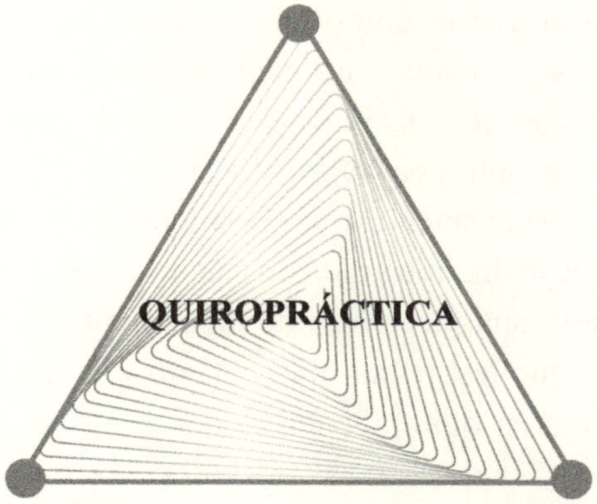

Imagen 4. Esquema de los tres pilares de la profesión quiropráctica.

La filosofía es la constante reflexión humana que busca entender, comprender y explicar todas las actividades y fenómenos naturales que influyen en el pensamiento. Es el amor por la sabiduría en sentido estricto. La filosofía quiropráctica se rige por principios universales del origen, de la estructura y de la expresión de la vida, donde existen diferentes tipos de filosofías, que nos intentan dar una explicación y un fundamento. Por lo que es común que nuestra filosofía en algunas oportunidades, sea confundida o comparada exclusivamente con la filosofía vitalista, ya que tienen cercanía y similitud en algunos conceptos sobre el valor de la vida. Pero también podemos encontrar cercanías con otras corrientes de pensamiento como el mecanicismo, las ciencias biológicas, químicas y metafísicas las cuales poseen algunos elementos que podemos encontrar en la filosofía quiropráctica, por lo que debemos ser conscientes que nuestra filosofía por sí misma no es exclusivamente vitalista, ya que como se menciona, esta es solo una pieza más de un conjunto de diferentes filosofías que le brindan un contexto a la quiropráctica. La filosofía en quiropráctica es una filosofía de la vida, que intenta explicar la expresión y limitaciones de la misma, donde encontramos una guía de estos procesos, los cuales fueron desarrollados en nuestros 33 principios. Estos principios básicamente hablan de que existe una inteligencia universal que controla y coordina cada una de las cosas y mantiene así su existencia. Cuando esa inteligencia se expresa en un ser vivo, fluye por su sistema nervioso. Y si existe una subluxación vertebral se limita la capacidad del cuerpo humano de funcionar óptimamente. En resumen, este es el gran por qué de nuestra existencia como quiroprácticos.

La ciencia de la quiropráctica es donde ocurre el método de cuestionamiento científico que nos proporciona herramientas y respuestas a nuestro quehacer para enfocar y desarrollar procesos que sean efectivos, con el fin de ser eficientes en la detección y análisis de la presencia de subluxaciones vertebrales y así poder tener la certeza y seguridad si estas están presentes o no. Todos los sistemas quiroprácticos intentan abordar este apartado de ciencia de una manera específica y acorde a una razonamiento teórico detrás del proceso de detección y análisis, por lo que debemos ser conscientes de esto al momento desarrollar nuestra práctica, pues elegir desarrollarnos en un sistema quiropráctico, conlleva respetarlo y conocer sus alcances y limitaciones, para así tener claridad de lo que estamos examinando en el sistema neuro espinal de una persona.

Finalmente, cuando hablamos de arte, hacemos referencia a la aplicación técnica de todos los otros conceptos y componentes ya mencionados que serán utilizados a través de mecanismos y procesos para la aplicación de una fuerza a través de nuestras manos, sobre el cuerpo de una persona; la cual deberá ser aplicada de la manera más precisa, específica, científica y segura para poder corregir una subluxación vertebral, lo cual desarrollaremos en profundidad en el capítulo número 4.

"La ciencia se refiere a lo que es preciso conocer; el arte,a lo que es preciso a hacer; la filosofía aporta las razones del porqué del método y la forma en que ha de realizarse"

D.D Palmer

En lo referente a lo anterior, creo que es necesario recalcar que nuestros pilares son importantes de trabajar, ya que nos otorgan la certeza y seguridad de que el servicio que entregamos día a día, lo realizamos de la mejor manera posible dentro de sus procesos. A su vez, esto va de la mano de un procedimiento científico que en la práctica diaria, nos ayuda a resolver si se requiere o no corregir una subluxación vertebral a través de un ajuste específico. Desde esta perspectiva, me gusta ver el proceso de chequeo de una persona como un proyecto de ciencias, que busca resolver algo o poder llevar a cabo algo a través de un método científico.

Un método científico, básicamente es un sistema ordenado de cómo poder proceder para llegar a un resultado o fin determinado; si bien pueden existir muchas definiciones, de acuerdo al diccionario inglés de Oxford el método científico es: "un método o procedimiento que ha caracterizado a la ciencia natural desde el siglo XVII, que consiste en la observación sistemática, medición y experimentación, y la formulación, análisis y modificación de las hipótesis" (37). En el caso de nuestra profesión, la hipótesis e incógnita que deseamos resolver es saber si existe la presencia de subluxaciones en la columna vertebral de una persona, y así poder determinar si esta requiere o no de nuestra intervención. Aún así, cabe mencionar, que la ciencia es uno de los eslabones que todavía es muy débil en la profesión pero es muy importante comprender que esto no es debido a la falta de interés o de nuestra clasificación como una pseudociencia, como es descrita por personas que claramente no conocen o no quieren reconocer el simple hecho de que nuestra profesión está fundada en torno a conceptos materiales e inmateriales que se integran por diversas filosofías y otros conceptos intangibles. Por lo que debemos reconocer que la quiropráctica desde sus orígenes fue pionera en el desarrollo de nuevas tecnologías, las cuales eran impensables para la realidad que se vivía en esos días. No obstante, aún con el acceso a la tecnología que poseemos hoy, hay muchas cosas que no hemos podido responder, lo cual no nos hace ser pseudocientíficos, solamente que debemos seguir investigando.

Por esta razón, es de suma importancia el uso de sistemas quiroprácticos, los cuales nos permitirán seguir una metodología científica a través de un proceso de evaluación y análisis, para así poder resolver nuestra problemática y poder determinar si existe o no la presencia de subluxaciones vertebrales. Una vez hecho esto, procederemos a su categorización según su carácter agudo o crónico, y desde ahí, efectuaremos un orden de procedimiento para saber la mejor forma en la que se puede realizar una corrección a través de un ajuste. El uso y aplicación metódica de un sistema nos permitirá a través del tiempo ganar la seguridad, certeza y objetividad del trabajo que estamos realizando con cada una de las personas que acude a nosotros.

Lo anterior, se refiere directamente a lo que ya he mencionado sobre los cuestionamientos constantes a los que se ha visto enfrentada la profesión desde sus inicios. A pesar de los resultados y cambios que generaba el cuidado quiropráctico en las personas, este fue atacado para explicar su razón de ser y existir. Así, nuestra profesión se ha visto constantemente forzada a su desarrollo y validación, lo que afortunadamente se ha logrado gracias a los líderes que hemos tenido, quienes se han preocupado por avanzar, crecer y preservar nuestra esencia y valor único. Desde esta perspectiva, la quiropráctica ha sido una de las profesiones más revolucionarias que ha existido en el mundo, ya que ha tenido que desarrollar e incorporar elementos e instrumentos de medición que corroboran nuestro quehacer profesional.

"Si no mides lo que haces, es porque no sabes qué estás haciendo"

Siguiendo con lo ya mencionado, también hay que recordar cuando en nuestros inicios, fuimos cuestionados por decir que corregimos o facilitamos el posicionamiento de las vértebras, porque esto fue el motor principal para que en el año 1910 se introdujera la utilización de los Rayos-X a la profesión. Su aplicación en el estudio de la columna vertebral fue extraordinaria porque con ella, se logró demostrar la presencia de vértebras que se encontraban desalineadas, es decir, de subluxaciones vertebrales, que como sabemos conlleva un trasfondo más allá. Pero los ataques no pararon, ya que desde otras profesiones también nos negaban la existencia de la presión que ocurría a nivel de los nervios, todo lo cual fue refutado en el año 1924, cuando el Dr. Dossa D. Evins inventó un instrumento llamado Neurocalometro, que demostraba la presencia de la irritación nerviosa de la que tanto hablaba la quiropráctica. El desarrollo de este instrumento permitió demostrar que los fundamentos de nuestra profesión eran mucho más que teorías y que nuestros principios eran correctos. Esto dio inicio a una época revolucionaria para la profesión, porque desde ese momento hubo un auge en su desarrollo, tal y como lo expresa BJ Palmer en su libro *Our Masterpiece (38):*

> *"Cuando una vértebra está subluxada, causa presión sobre los tejidos circundantes a la raíz nerviosa que generan una resistencia al flujo de la energía del nervio. Esta resistencia se agrega en un circuito que transporta electricidad del instrumento. El neurocalómetro es tan sensible y está construido con detectores de termocoplas y un galvanómetro que detecta el calor y lo registra, lo que hace una lectura del calor comparativa del área espinal examinada.*
>
> *Con este descubrimiento, ahora vemos un gran valor de los instrumentos para localizar el punto exacto donde existe la presión y su valor adicional en la verificación tras el ajuste para ver que la presión nerviosa se ha corregido, la resistencia se ha corregido y el flujo de energía se ha restablecido a la normalidad. Cuando se restablece la energía normal y prevalece la condición normal, sabemos que la energía nerviosa fluye sin interferencia en el cuerpo en general, o fluye sin interferencia en ciertos órganos o tejidos, dependiendo de los nervios involucrados".*

El tema del uso de instrumentación, su aplicabilidad e importancia serán desarrollados en profundidad en el volumen 2, razón por la cual en este capítulo sólo nos limitaremos a enunciarlos y dejarlos constatados.

APLICACIÓN DE LOS SISTEMAS QUIROPRÁCTICOS

El método científico caracteriza el conocimiento científico. La ciencia es el resultado de aplicar el método científico a problemas resolubles, por lo que la investigación científica es la acción de aplicar el método científico, es decir, un proceso sistemático por medio del cual se obtiene el conocimiento científico basándose en la observación y la experimentación.

"Donde no hay método científico no hay ciencia"

Mario Bunge

De acuerdo a Robert Cooperstein y Brian J. Gleberzon (33), en la actualidad existen diversos tipos de sistemas y análisis quiroprácticos que se han desarrollado a través del tiempo para resolver nuestra pregunta principal. ¿Existe o no la presencia de subluxaciones vertebrales y cuál es la mejor forma para poder corregirlas? Cada sistema es un mundo entero de comprensión, tras estos, existe una teoría y un fundamento a veces profundo o no, sin embargo, todos apuntan en la misma dirección al estudiar y comprender el estado del cuerpo humano, su relación con el sistema nervioso y la columna vertebral. Además, todos buscan poder entregar una guía o direccionamiento de cómo poder intervenir. A continuación, en la Imagen 5 se puede apreciar un listado con muchas de las técnicas y sistemas quiroprácticos de la profesión.

Activator Methods	Bio-Energetic Synchronization Technique (BEST)
Active Release Therapy	Bioenergetics
Advanced BioStructural Correction	Bio-Geometric Integration
Advanced Muscle Palpation	Bio Kinesiology
Alphabiotics	Bio-kinetics
Alternative Chiropractic Adjustments	Biomagnetic Technique
Applied Chiropractic Distortion Analysis	BioSET (Bioenergetic Sensitivity and Enzyme Therapy)
Applied Kinesiology	Blair Upper Cervical Technique
Applied Spinal Biomechanical Engineering	Bloodless Surgery
Aquarian Age Healing	Body Integration
Arnholzt Muscle Adjusting	Buxton Technical Course of Painless Chiropractic
Atlas Orthogonality Technique	Carver technique
Atlas Specific	Chiroenergetics
Bandy Seminars	Chiro Plus Kinesiology
Barge Technique	Chirometry
Bio Cranial Therapy	Chiropractic Biophysics (CBP)

Chiropractic Concept

Chiropractic Manipulative Reflex Technique

ChiropracticNeuro-Biomechanical Analysis

CHOK-E System

Chrane Condylar Lift

Clinical Kinesiology

Collins Method of Painless Adjusting

Columbia Technique

Concept Therapy

Contact Reflex Analysis (CRA)

Cox Flexion-Distraction

Cranial Technique

Craniopathy

Directional Non-Force Technique

Diversified

Endo-Nasal Technique

Extremity Technique (Ext)

Focalizer Spinal Recoil Stimulus Reflex Effector Technique

Freeman Chiropractic Procedure

Full-spine technique

Fundamental Chiropractic

Global Energetic Matrix

Gonstead Technique

Herring Cervical Technique

HIO – Hole in One

Holographic Diagnosis and Treatment

Homeokinetics

Howard System

Kale Technique

Keck Method of Analysis

King Tetrahedron Concept

Koren Specific Technique

Laney Technique

Leander Technique

Lemond Brain Stem Technique

Life Upper Cervical

Logan Basic Technique

Master Energy Dynamics

Mawhinney Scoliosis Technique

McTimony Technique	Neuro Lymphatic Reflex Technique
Mears Technique	Neuro Organizational Technique
Meric System	Neuro Vascular Reflex Technique
Micromanipulation	Nimmo Receptor Tonus Technique
Mitza Neuroemotional Technique	NUCCA Technique
Motion Palpation	Objective Straight Chiropractic
Muscle Palpation	Olesky 21st Century Technique
Muscle Response Testing	Orthospinology
MusculoSkeletal Synchronization and Stabilization Technique	Ortman Technique
Myofascial Technique	P.A.L. (positive anatomical leg length)
Nambudripad's Allergy Elimination Technique (NAET)	Perianal Postural Reflex Technique
Nasal Specific	Pettibon Spinal Biomechanics
Nerve Signal Interference (NSI) Removal	Pierce-Stillwagon Technique
NerVerteBraille	Posture Imbalance Patterns
Network Chiropractic	Polarity Technique
Neural Integration Technique	Pure Chiropractic Technique
NeuroCranial Restructuring (NCR)	Reaver's 5th Cervical Key
Neuro Emotional Technique	Receptor Tonus Technique

Riddler Reflex Technique	Top Notch Visceral Techniques
Rumpt Technique	Tortipelvis / Torticollis
Sacro-Occipital Technique (SOT)	Touch for Health
Soft Tissue Orthopedics (ST)	Total Body Modification (TBM)
Somatosynthesis	Truscott System
Spears Painless System	Torque Release Technique
Specific Majors	Triunified Health Enhancement System
Spinal Stressology	Ungerank Specific Low Force Technique
Spinal Touch Technique	Variable Force Technique
Spondylotherapy	Von Fox Combination Technique
Sutter Upper Cervical Technique	Webster Technique
Sweat Adjusting Technique	Whitcomb Technique
Tensegrity Therapy	Zimmerman Technique
Thompson Terminal Point Technique	Zindler Reflex Technique
Tiezen Technique	
Toftness Technique	
Toggle Recoil Technique	

Imagen 5. Listado de técnicas quiroprácticas. (39)

Como ya se sabe, BJ Palmer fue un revolucionario

en el estudio científico de la profesión y la incorporación de mecanismos que puedan medir objetivamente la presencia de subluxaciones; pero cabe destacar cómo en el libro de Our Masterpiece (1961), se describe a cabalidad los procedimientos por los que toda persona que acudía a su clínica debía recibir para poder determinar, cuál era el estado de su sistema espinal, la presencia o no de subluxaciones y a su vez poder saber cómo aplicar el ajuste más específico posible. Aquellos, los encontramos señalados en la imagen 6.

Electroencefaloneuromentimpografo
Electrocardiograma
Registro gráfico de esfingomanometro
Gráfico medidor del corazón
Registro electro-cardio-o-phon y aw-de-o-cardo-graph
Registro del grafómetro de contorno
Análisis de orina
Test de sangre
Test de metabolismo
Examen microscópico
Exámenes físicos
Juego completo de diez espinógramas (mínimo)
Neurocalógrafo - neurocalometro – neurotempómetro

Imagen 6. Procedimientos de estudio y análisis que se aplicaban a todas las personas en la clínica de BJ Palmer.

El uso de todos estos instrumentos y métodos de medición que se utilizaban en la clínica de BJ Palmer, eran procesos estructurados y no de manera aleatoria como en algunas oportunidades he podido escuchar. BJ Palmer realmente estaba preocupado de poder medir lo mejor posible el estado de las personas que recibían su servicio y también de no sobre exponer sus cuerpos de manera innecesaria, sino de poder registrar sus estados de inicio, avances y evolución a través de su cuidado quiropráctico. De hecho, él hace mención a esto de la siguiente manera:

> *"Una vez por semana a partir de entonces, el caso recibe todos estos exámenes y pruebas con la excepción de los conjuntos comparativos de espinogramas que se realizan cada dos semanas, con un conjunto final de diez espinogramas (mínimo) cuando se da de alta. Para proteger al paciente de que se acumulen demasiados rayos X en el sistema, se deben tomar conjuntos comparativos de espinogramas, en el mejor de los casos, una vez cada dos semanas. todas las demás pruebas una vez a la semana. lectura diaria del Neurocalógrafo – neurocalometro – neurotempómetro". (40)*

Esto fue la piedra angular del desarrollo de la profesión, y al igual que BJ, varios otros quiroprácticos realizaron sus propios desarrollos y avances en el campo, lo que permitió la creación de muchos sistemas y técnicas que hoy nos permiten poseer variadas posibilidades al momento de decidir cómo deseamos hacer nuestra práctica y llevar a cabo el funcionamiento de nuestras oficinas. Por esta razón, es común observar alrededor de las generaciones más jóvenes de nuestra profesión el constante cuestionamiento y búsqueda por saber cuál es el mejor sistema o técnica. Sin embargo, el tiempo y la experiencia en práctica son factores muy relevantes a la hora tener una mayor claridad respecto a las limitaciones entre unos u otros sistemas, y también, sobre la identidad y representatividad de algunos modelos.

A modo personal, no creo que exista "el mejor" sistema o la "mejor técnica" quiropráctica, porque hay que comprender que la cantidad de opciones y alternativas de detección y análisis de subluxaciones entrega una variada gama de posibilidades, por lo que encuentro muy atractivo que existan tantas formas de poder practicar nuestra profesión y aún así mantener nuestro objetivo. Por ese motivo veo en esta pregunta y este común cuestionamiento, un eje motivador cuya función es provocar que cada uno de nosotros busque y encuentre la forma de poder brindar el servicio a las personas de la mejor manera posible y pueda corregir las subluxaciones vertebrales de la manera más específica, precisa, científica y segura.

He tenido la fortuna de poder conocer y aprender de algunos de los mejores exponentes de nuestra profesión. Recuerdo que durante mi formación universitaria, observaba detenidamente a mis profesores en clases o en los seminarios que asisto, incluso hasta el día de hoy, porque existen ciertos detalles y características que los hacen únicos en su arte, aunque utilicen un mismo sistema. Hay en cada uno de nosotros ese "algo" expresado en nuestra forma de aplicar un ajuste. Algunos son muy sutiles, otros muy precisos, y en algunos incluso se puede observar algo de insensibilidad al momento de brindar sus servicios a una persona. Es más, hay personas que acuden con un poco de inseguridad a solicitar nuestro servicio debido a una mala experiencia, lo que genera cierto temor a la hora de volver sobre un quiropráctico. Pero aun así, todos poseemos algo y expresamos algo que nos hace únicos y debemos descubrir qué es, con el fin de desarrollarlo y potenciarlo para las personas de nuestra comunidad. Poseemos tantas formas de realizar nuestro trabajo que de un modo u otro podemos encontrar el estilo que pueda alinearse a los gustos de cada quien. Desde mi perspectiva, me parece genial que poseamos esa oportunidad que nos permita desarrollar nuestra práctica de la forma que más nos resuene.

"El arte cumple un rol fundamental en la evolución y en la expresión de nuestra identidad como quiroprácticos"

Es muy importante que un quiropráctico trabaje entorno a un sistema de análisis, considerando la inmensa variedad de sistemas que la profesión posee. Es normal, sobre todo al inicio del desarrollo profesional, cuestionarse en qué debemos enfocarnos o adoptar como propio, principalmente por el hecho de que esto debe poseer características intrínsecas e idóneas para cada quiropráctico. No todo el mundo encaja en un sistema, ni todos los sistemas son para todos los quiroprácticos.

Este es un punto crucial, porque si analizamos algunas estadísticas o números de una práctica podemos ver que algunos centros operan con 150 o 200 personas por semana a un costo muy alto en gasto de energía, estrés y horas de trabajo. En cambio, existen otros que poseen un mejor sistema, más refinado, donde se puede ver la misma cantidad o a veces el doble personas por semana y pareciera que todo fuera más fácil. Interpreto que todo esto está dado en gran parte por el correcto uso y aplicación de un sistema, donde cada miembro del equipo sabe exactamente cómo llevar a cabo su rol. Por eso, siento necesario recalcar que el desarrollo y la incorporación de un sistema que incluya todos los procesos es fundamental para crear un clima saludable en la práctica, de manera que la persona que ingresa, la asistente que recibe a las personas, los procedimiento de incorporación de personas nuevas, los pagos, los procesos de las salas de ajuste, el chequeo, el análisis , las técnicas de ajuste del quiropráctico y los procesos de salida de la práctica, más un largo etcétera que ocurre todos los días en tu oficina, se ven beneficiados con su organización y fluidez eficiente. Recapitulando, descubrir o reconocer el sistema que resuene con nosotros nos entregará una enorme ventaja para saber cómo administrar el flujo de la oficina y en consecuencia, rendir eficientemente en el día a día. Este tipo de fluidez en nuestro trabajo nos llevará a través del tiempo a observar los detalles, mejorar procesos y brindar un mejor servicio. La disciplina es la clave.

La elección de un sistema de desarrollo en el cual profundizar y especializarse, debe ir de la mano con los gustos e intereses propios, la idea es poder disfrutar de lo que uno hace en el cotidiano. Si nos detenemos a pensar al respecto y vemos el desarrollo de los grandes exponentes tales como BJ Palmer, J Clay Thompson, Clarence Gonstead, William G. Blair, Walter Pierce, entre muchos otros, podemos reconocer en ellos a los pioneros en una era donde la búsqueda y el refinamiento de la profesión se encontraba en auge, porque a través de su legado se impulsaron sistemas basados en nuestra filosofía, pero con las características propias de cada quien para poder desarrollar y estandarizar un sistema que sea específico, preciso y seguro. Todos tenían una perspectiva científica al investigar y crear mecanismos de estudio para la localización, análisis y corrección de subluxaciones vertebrales.

A través del crecimiento en nuestra práctica, creo que debemos desarrollar un modelo estandarizado de nuestro sistema de trabajo para tener claridad de la forma en la que queremos entregar nuestro servicio a la comunidad, por lo que siento importante tener en consideración algunos aspectos. Primero, que todo sistema tiene que clarificar en uno de los objetivos el poder disfrutar de nuestra práctica; por ende, se incluye en esta perspectiva nuestra esencia y forma de ser. Segundo, el sistema debe ser absolutamente eficiente y eficaz en el rol que nos corresponde. Y tercero, debemos incorporar elementos que permitan su reproductibilidad entre una persona y otra, y así poder tener la certeza de dónde, cómo y por qué debemos brindar un ajuste quiropráctico sobre su cuerpo.

Me ha tocado observar de forma objetiva por redes sociales, personas que usan 3 o más sistemas de análisis y ajustes de manera simultánea durante la misma visita, sobrecargando de estímulo el sistema nervioso y la columna vertebral de los clientes; no es la intención del libro juzgar sus métodos de abordaje, pero sí queremos empujarlos a reflexionar a un nivel más profundo. Por esa razón debemos cuestionarnos continuamente, ¿qué estamos haciendo?, ¿qué estamos transmitiendo al público? y ¿cómo lo estamos haciendo desde un punto de vista profesional?, cuando la finalidad es corregir subluxaciones vertebrales que interfieren el sistema nervioso, porque la forma de ejecutar esto puede requerir de ciertos detalles que podríamos mejorar. Si entendemos lo frágil, sensible y adaptable que es el sistema nervioso, es válido preguntarnos si será necesario introducir tantas fuerzas en el cuerpo de una persona, o si será necesario tratar de modificar el sistema nervioso con tantos estímulos, y también podemos preguntarnos si estamos dando el suficiente espacio o tiempo de procesar e integrar los ajustes que se le realizan a una persona. Si no te lo has preguntado, los invito a cuestionarse estas y otras interrogantes que les puedan ir surgiendo.

Una de las cosas más importantes de un sistema es que debe ser respetado. Por ejemplo, si alguien decide trabajar en base a un sistema de *Thompson*, tiene que respetar en totalidad ese sistema hasta que termine ese proceso, y corregir las subluxaciones, porque si se realizó correctamente el protocolo del sistema, no debería existir una razón o motivo de realizar otro procedimiento o aplicar otros sistema de análisis en el cuerpo de una persona durante ese mismo chequeo. Si pensamos en *Gonstead, Upper Cervical* o *Thompson,* que son algunos de los sistemas más utilizados en la profesión, sus exponentes y desarrolladores dedicaron su vida a perfeccionar y dominar sus propios sistemas para entregarnos a las futuras generaciones, es decir, nosotros, lo mejor de ellos. Por esta razón, si una persona acude con nosotros, para ser chequeado sin importar el estado de su cuerpo, si realmente somos un experto en nuestra área y logramos dominar las reglas del sistema quiropráctico que utilizamos, sin lugar a dudas podremos realizar un buen trabajo, sin complicaciones. Es por esto que es muy importante entender y comprender lo que busca, mide y realiza un sistema de evaluación y análisis, porque es fundamental para un quiropráctico, pero también es importante aprender a respetarlo y saber dónde termina nuestro rol. Por un lado, es importante reconocer que esta seguridad se va a obtener a través de nuestros fundamentos; y por el otro lado, a través de la práctica, el entrenamiento, perfeccionamiento y, con el paso del tiempo, el camino propio del desarrollo de la maestría.

Todos los procesos en la vida requieren tiempo, lo dice el principio quiropráctico #6, "No hay proceso que no requiera tiempo". A medida que comprendemos y aplicamos un sistema diariamente en nuestra oficina, inevitablemente llegará un momento donde obtendremos seguridad y confianza, porque ocurre algo especial, como un cierto tipo de conexión con lo que estamos haciendo, y simplemente empiezas a fluir a través de los procesos. Ahí es donde debemos apuntar en nuestro desarrollo en el camino del arte, ya que, sin duda, todos poseemos ciertas capacidades y debemos tratar de descubrir cuál es el sistema quiropráctico que se relaciona más con nuestra forma de ser, nuestros talentos y las características de nuestro cuerpo.

CAPÍTULO 4

LA EXPRESIÓN DEL ARTE QUIROPRÁCTICO

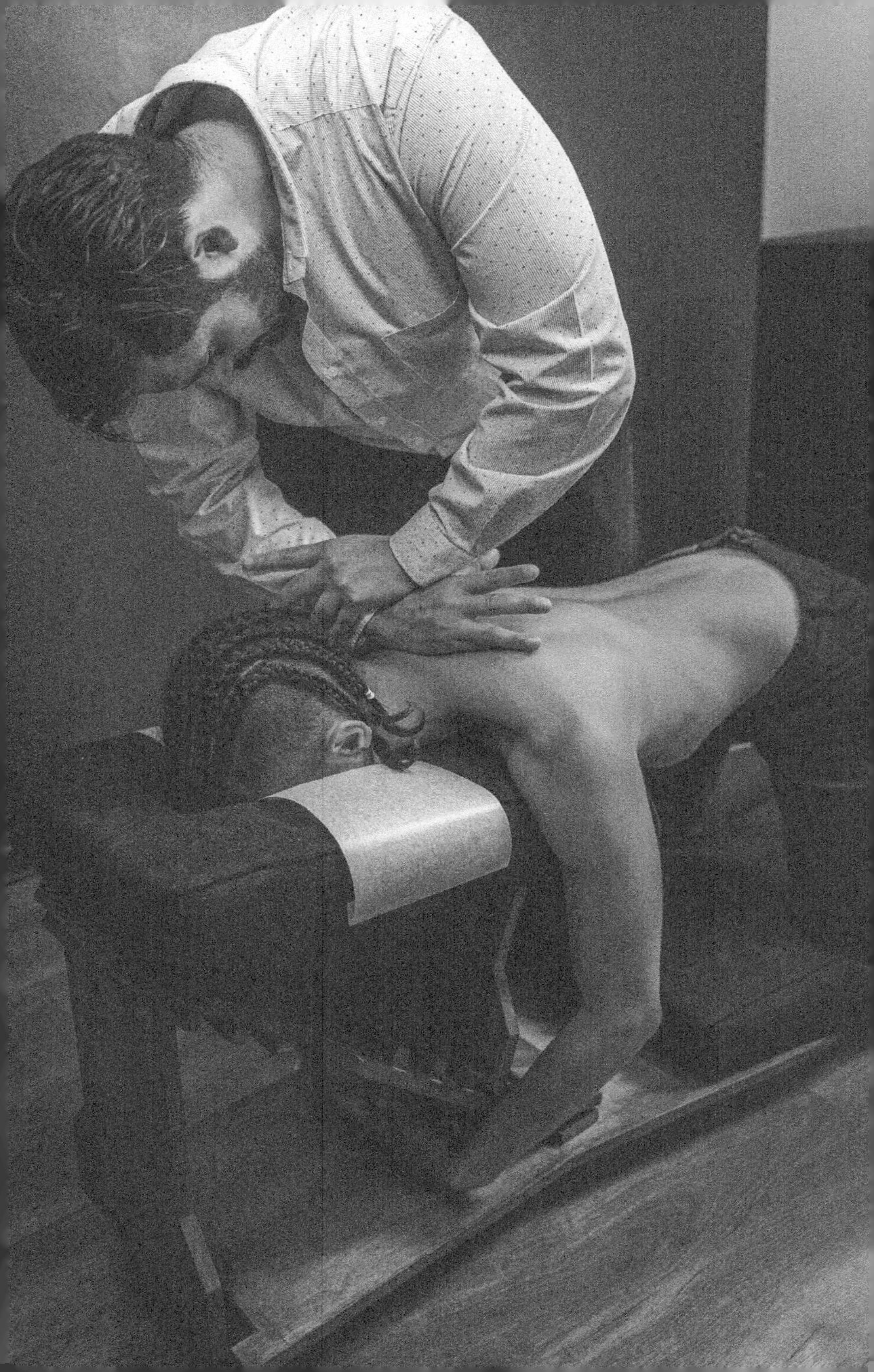

EL ARTE EN QUIROPRÁCTICA

"El arte es un acto del alma, no del intelecto. Cuando estamos lidiando con los sueños de la gente — sus visiones, en realidad — estamos en el reino de lo sagrado. Estamos involucrados con fuerzas y energías más grandes que las nuestras"

Esta es la definición del concepto del arte, que describe Julia Cameron en su libro: "Inspirations, meditations from the artist´s way" (41), la cual me hizo mucho sentido y resonó muy profundo en mi comprensión del concepto y de intentar transmitir cómo la quiropráctica está relacionada con su componente artístico.

Como bien sabemos, la profesión quiropráctica está fundada en base a tres pilares: filosofía, ciencia y arte. Es común observar en los quiroprácticos, desde los más experimentados hasta los más jóvenes, que nos sumergimos en esta búsqueda de poder encontrar y desarrollar la mejor técnica posible y a su vez, poder brindar un mejor ajuste posible a las personas en nuestras oficinas.

Existen muchas definiciones del arte y de lo que representa ser un artista. De acuerdo al diccionario de Oxford (42), el Arte es "La expresión o aplicación de la imaginación y la habilidad creativa humana, típicamente en una forma visual como pintura o escultura, que produce obras que se aprecian principalmente por su belleza o poder emocional" como también, "Materias de estudio principalmente relacionadas con la creatividad humana y la vida social, como idiomas, literatura e historia". Lo cual podemos observar como elementos que poseemos en la profesión, por el hecho de trabajar con la expresión de la vida, el tacto y la conexión humana. Por lo que si vemos la definición de un artista (43), lo podremos denominar como "Una persona experta en una tarea u ocupación en particular, a través de la aplicación sistemática de conocimiento o habilidades para lograr un resultado deseado"

Basados en lo anterior, si a un grupo de 10 personas les enseñamos con exactitud cómo tomar un pincel y cómo moverlo sobre un lienzo, y les entregamos a cada uno el mismo color, y les pedimos que dibujen algo, es probable que al momento de ver sus obras y trabajos nos encontremos con 10 obras o resultados diferentes. Porque de eso se trata la obra de arte en su aplicación artística, de subjetividad. El arte es subjetivo, tiene un desarrollo completamente personal y no puede ser replicado. Por eso es que el arte es el sello, lo que te define como quiropráctico.

Por algún tiempo me costó entender lo que realmente significaba esto de que "la quiropráctica posee un arte". Mi comprensión en un inicio le adjudicaba importancia a algo que se haga bien y se vea bonito o incluso que sea atractivo observar para el público a través de las redes sociales. Sin ánimos de ofender a alguien, pero es muy frecuente observar a colegas, intentando hacerse famosos por mostrar videos ajustando y haciendo "tronar" la espalda de las personas. Podrán o no estar de acuerdo conmigo, pero creo que le debemos más respeto a las personas, a nuestra historia y a nuestra profesión.

Stephenson (1927), habla al respecto sobre el arte y el profesionalismo que debe poseer un quiropráctico y lo define como: "El estudio del arte es aprender a hacer las cosas que todo quiropráctico debe hacer, científica y hábilmente; tales como, análisis, palpación y ajuste. Todo esto requiere práctica, ya que las únicas herramientas del quiropráctico son sus manos, para ajustar. Como un músico comienza con ejercicios sencillos y práctica varias horas al día, con el fin de volverse habilidoso con las manos, así un estudiante de quiropráctica se perfecciona diariamente en palpación y técnica, y si desea convertirse en "profesional" será necesario que sea tan delicado en la práctica como el músico profesional". (44)

La filosofía y la ciencia son pilares importantes en el desarrollo profesional, pero ellos confluyen para que el arte sea una pieza única en el camino de la maestría. El ajuste específico es lo que provoca el cambio en la vida de las personas, por esa razón BJ Palmer y otros pasaron mucho tiempo desarrollando el sistema más específico para la detección, análisis y corrección de subluxaciones vertebrales. Las técnicas más grandes de la profesión fueron fundadas en base a la especificidad de sus pioneros, como algunos de los ya mencionados. Y sumado a lo anterior, cada uno de esos sistemas de análisis posee el arte característico de sus desarrolladores, sus afinidades y su esencia, la que a través del tiempo continúa su legado hasta el día de hoy. El ejemplo un poco más cercano que les podría compartir es el caso del sistema y técnica Gonstead, sistema que está marcado por la condición de artrosis que poseía en doctor Gonstead en sus manos. Lejos de limitarlo, esta restricción física lo llevó a desarrollar un estilo único y particular a la hora de ajustar. Por esta razón en su sistema de LACSV se puede observar con claridad en el posicionamiento único de las manos al momento de los Set-Up y ajustes. Lo más destacado es el caso de sus técnicas en la Cervical Chair. Muchas personas intentan y logran desarrollar la misma habilidad que el Dr. Gonstead, pero es complejo, ya que el desarrollo de la técnica y su adaptación está basada en la deformidad que poseía en sus dedos y manos.

El Arte quiropráctico, es común observarlo en un nivel micro que solo se enfoca en la técnica, cuando en realidad es algo mucho más grande. La técnica y su forma de aplicarla definitivamente es relevante, pero hay mucho más detrás de eso, pues; el arte, es un sistema de comunicación que busca expresar una idea, un concepto, una obra o una experiencia. El arte de la libre expresión, lo cual es claro que existe en la profesión, tal como ya hemos visto, con múltiples sistemas de análisis y formas de poder desarrollar la quiropráctica a las personas.

Debemos pensar como artistas y poder llevarlo a nuestras prácticas, nuestra creatividad al diseñar un espacio, poseer esa curiosidad insaciable por lo que hacemos, hacernos preguntas de manera constante, desarrollar ideas y conceptos para a través de la práctica y experiencia hacen que podamos desarrollar nuestro propio estilo artístico y así poder entregar el cuidado quiropráctico a las personas; y sin duda alguna, estas características generales son las que tuvieron los principales desarrolladores de los sistemas quiroprácticos en los inicios de nuestra profesión.

“El verdadero arte de la quiropráctica es cuando todo viene unido a través de la expresión de ti mismo”

Andreas Söderström

Desde el punto artístico, nosotros como quiroprácticos debemos desarrollar ciertas habilidades esenciales para poder realizar nuestro trabajo, el tacto sutil, sensible y preciso de poder interpretar el estado físico y fisiológico del cuerpo de las personas, por lo que debemos ser sumamente sensibles a través del tacto, al igual que un músico que toca guitarra, y que debe saber cómo, dónde y cuándo tocar una cuerda, determinar la afinación correcta, la tensión que debe ejercer para poder hacer una nota musical y su proyección por un momento determinado.

Dentro de nuestro desarrollo artístico, también influyen y confluyen los 3 pilares de la profesión, la filosofía nos dice por qué hacemos lo que hacemos, la ciencia nos dice qué estamos haciendo y el arte nos dice cómo hacemos lo que hacemos. Mirando más de cerca el arte, vemos que hay dos aspectos principales de él en la quiropráctica: el análisis y el ajuste específico de subluxaciones vertebrales. Los cuales profundizaremos en el volumen 2.

"El viaje del artista es el proceso de autodescubrimiento que le acompaña. Durará mientras estemos vivos, y tal vez más"

Steven Pressfield

LA IMPORTANCIA DEL TACTO

Cuando D.D Palmer, se encontraba en su búsqueda por nombrar esta nueva arte de sanación, obtuvo la ayuda de su amigo Samuel H. Weed, el cual a pedido de él, le propuso dos palabras griegas: "Cheir" que significa mano y "Praktikos" del griego hecho o hacer. Así, Palmer acuñó el término "Chiropractic" (Quiropráctica traducida al español) para definir su arte curativo como "hecho a mano". Por lo que nuestras manos, el tacto y el contacto humano siempre ha estado presente en nuestra profesión.

También en sus escritos, D.D Palmer, describió que la quiropráctica está basada en el tono. Para quien, el "tono" representaba el estado de tensión y firmeza, resistencia y elasticidad del tejido en un estado de salud y de la existencia normal del cuerpo de un individuo; y que la condición física y mental conocida como enfermedad, es un estado alterado, debido a la cantidad inusual de tensión por encima o por debajo a la del tono, que en cantidades normales y anormales de tensión o flacidez, se deben a la posición de la estructura ósea; el neuroesqueleto, que no solo actúa como un protector del sistema nervioso, sino también como un regulador de tensión (45).

Lo que D.D Palmer planteó es que este sistema neuroesqueleto era un regulador de la tensión en el cuerpo, y también; tal como ya se mencionó,que mucha tensión o poca tensión era una indicación de procesos de enfermedad en el mismo. Además, se refirió a que el tono podría ser palpado con las manos, por sobre los músculos de la columna vertebral y podría relacionarse con el estado de la función de un órgano en específico.

Recordemos que el tacto forma parte del sistema sensorial, que está permanentemente activo en el cuerpo humano. Se extiende a lo largo y ancho de nuestra piel; es nuestro órgano más extenso. El tacto, opera en base a la confluencia del sistema nervioso y de la piel, donde se utiliza una importante y diversa cantidad de receptores que se extienden por todo nuestro cuerpo y que transmiten información por todo nuestro sistema nervioso. La piel posee distintos receptores, cada uno especializado en un tipo de sensación: tacto, presión y temperatura, por lo que la capacidad de poder absorber y percibir información es enorme. Esta información probablemente no es nueva para nosotros; pero, ¿estamos conscientes de esto al momento de tocar el sistema neuroespinal de una persona?

Ser sutil es una de las piezas del arte y es una pieza crucial al momento de chequear a una persona si queremos poder obtener la mayor información posible. El tacto debe ser sutil, extremadamente sutil, ya que trabajamos con el sistema nervioso y se debe respetar este principio.

"No hay detalle demasiado pequeño al dominar el arte quiropráctico; cada persona que tocas depende de ello"

Andy Roberts

Existen muchos detalles en el desarrollo del arte, por lo que la sensibilidad de nuestros dedos y de nuestras manos son una gran clave aquí. Cuanto más sensible y sutil sea nuestra palpación, más fácil será poder percibir las diferentes texturas y estados presentes en el tejido; ya sea edema o estado de tensión de los músculos en la expresión del sistema nervioso en la columna de las personas. También debemos entender la profundidad del elemento palpatorio en la examinación quiropráctica, porque es donde queremos recopilar la mayor cantidad de información posible. Pero además, debemos ser sutiles, ya que no queremos estresar ni interferir al sistema nervioso. No estresar el sistema durante nuestra examinación es fundamental si queremos detectar sus detalles y expresión.

El estudio del tono nos va a entregar información respecto al estado interno de una persona, como se está expresando su sistema nervioso y es muy importante recordar esto al momento de hacer el chequeo en nuestra oficina. Por ejemplo, si en una persona que estemos chequeando percibimos el tono de su sistema más tenso, esto nos describe que el sistema de esta persona está más activo o hiperactivo; por lo que es probable que su sistema esté más irritado, y en consecuencia, tendremos que tener mucho cuidado al momento de aplicar un ajuste para no irritarlo más. Por que si a esta persona le aplicamos un Toggle Recoil, eso sería completamente contraproducente, ya que su sistema podría quedar más irritado aún por la tensión que presenta, y la probabilidad de corregir la subluxación se verá limitada por la propia barrera de defensa que generará su mismo cuerpo a través de esta tensión. Entonces, el ajuste será percibido por el sistema nervioso como una agresión que lo irritará aún más. Obviamente este es un tema mucho más profundo y avanzado que sin dudas, desarrollaremos en el volumen 2. Por ahora, ten en mente y cuestiónate al momento de chequear, qué es lo que el tono te está informando y cuál sería la mejor forma de poder introducir una fuerza en ese cuerpo.

Nosotros hablamos de que trabajamos con la columna vertebral y el sistema nervioso Si nos detenemos un poco y analizamos el hecho de "trabajar con el sistema nervioso", muchas veces se pasa por alto que este sistema es muy sensible, irritable y puede variar constantemente en situación de estrés, por lo que debemos ser conscientes de esto al momento de palpar la columna vertebral y los tejidos alrededor de ella. Es por esto que nuestra palpación y nuestros movimientos deben ser lo más sutiles y ligeros posibles, tal como mencionamos al principio de este capítulo. Así mismo nos lo refiere Julia Cameron en relación al arte: "estamos involucrados con fuerzas y energías más grandes que las nuestras"(41), por lo que debemos respetar el cuerpo de la persona que se encuentra bajo nuestro cuidado y debemos ser lo menos invasivos posibles para poder desarrollar nuestra precisión, especificidad y sutileza en cada segundo de nuestros procesos evaluativos y de ajuste. No existen los detalles pequeños, todos son importantes.

Si una persona perdiera la visión y no tuviera nada más de qué depender, sus otros sentidos se incrementarían y mejorarían. Por necesidad, es probable que dentro de unos pocos meses esta persona esté leyendo Braille, y quizás en el tiempo llegará a leer más rápido con las yemas de los dedos de lo que podría leer con los ojos. Lo mismo ocurre con un catador de vinos la primera vez que prueba vino. En ese momento no es catador. Pero después de años de práctica y supervisión dedicada, encuentra un punto tan profundo en el desarrollo de su arte que podría llegar a saber sin tanto esfuerzo la cosecha, el viñedo, el país de origen y el tipo de barrica en la que se almacenó el vino. Todo esto solo después de años de práctica.

En quiropráctica, debemos dedicarnos primero a sensibilizar nuestros dedos y manos, y segundo a tener una concentración total para sintonizar nuestra mente con los músculos y determinar las diferencias del tono. El tono nos entrega información que es vital para nuestro rol, su lectura es un arte, su desarrollo es un desafío.

***"En el fondo somos artistas,
expresando lo que hay dentro
de nosotros a través de
nuestras manos para conectar
lo material e inmaterial"***

David Serio

LA IMPORTANCIA DE ESTAR PRESENTE

Estar en la práctica, estar presente y poder entregar lo mejor de nosotros a cada una de las personas que aceptan y valoran nuestro servicio, requiere que estemos física y mentalmente bien, estables y sin elementos externos que nos distraigan, ya que por el mundo actual en el que vivimos cada vez hay más distracciones. Personalmente creo que esta es una de las cosas más difíciles y complejas del camino de ser quiroprácticos, además de lograr integrar nuestra filosofía en la vida diaria y de ser congruente con ella al respecto de todas nuestras decisiones.

El chequeo de una persona, no es el mejor momento para bromear, hablar de otras cosas o perder el tiempo en cosas externas que nos pueden distraer de lo que representa este momento. Creo que debemos estar 100% presentes y enfocados en poder absorber la mayor cantidad de información posible, en lo que tenemos que hacer y que nada nos distraiga para así poder observar cada detalle que nos entregará información del sistema neuroespinal de una persona que acude a nosotros exactamente para esto. Es nuestro deber y responsabilidad poder brindar el mejor chequeo posible, donde cada detalle es completamente necesario para poder cumplir con nuestro objetivo. Luego de este proceso, tendremos el tiempo y el espacio para hablar y resolver cualquier duda e inquietud que un miembro de la práctica requiera del modo que sea necesario y del gusto de cada profesional. Aún así, lo primero es lo primero, un chequeo completo y específico, antes de cualquier otra cosa.

Partiendo de la base de que como quiroprácticos siempre tenemos la intención de desenvolvernos de la mejor manera posible dentro de la práctica, existen muchas cosas que podemos controlar para poder mantener el ambiente y la energía a nuestro ritmo, con el fin de tener el enfoque en una atención. Esto es importante tenerlo presente porque también existen situaciones o elementos externos que nos pueden distraer con facilidad y alterar completamente el estado mental y de concentración, haciéndonos perder con facilidad el enfoque durante el día. Para tener esto en orden y bajo control, debemos tener muy claros nuestros objetivos, ser congruentes con ellos; y además, nuestra familia o amistades deben entender y respetar eso porque no podemos estar pendientes de cosas externas de la práctica, de lo que ocurre o dejó de ocurrir en el mundo, las llamadas perdidas, los comentarios en nuestras redes sociales, de la hora o cualquier cosa que nos pueda alterar la concentración; simplemente porque estas distracciones son y representan una de las mayores subluxaciones que podemos tener como quiroprácticos en nuestro quehacer cotidiano. La comunicación con nuestros seres queridos y las personas más cercanas es fundamental para que esto no ocurra, y de esa forma mantenemos en congruencia nuestro compromiso por entregarnos al 100% con cada persona, dejando fuera del sistema cualquier elemento que nos genere una distracción. Por ejemplo, hace un par de años tomé la decisión de jamás entrar a la sala de ajustes con un reloj en mi mano o mi celular en el bolsillo, estar pendiente de la hora, si me toca descanso, si falta mucho por terminar, si alguien llamó y no contesté, si me envían un mensaje o me comentan algo en las redes sociales de la oficina o cualquier otro tipo de situación externa a la que no deba estar enfocado. Todas estas situaciones fueron las que me ocurrieron los primeros meses de mi práctica y las que me generaron un gran estrés porque me sacaban totalmente de enfoque. Debido a ello, tuve que hacer ajustes para que estas situaciones dejasen de afectar mi práctica diaria. Para resolver esto, hablé sobre ello con mi familia y mis seres queridos, porque es importante que comprendieran cuán relevante es para mí estar totalmente presente en mi práctica. Por eso, les tuve que explicar que durante mis horarios de práctica yo "no existiría" o "no les respondería" para así poder enfocarme realmente bien en mi trabajo con las personas; pero ante cualquier eventualidad o emergencia, que se comuniquen a la oficina y hablen con mi asistente, porque es la única persona que puede entrar a el área de ajuste y me puede comunicar la información.

Hasta el día de hoy, constantemente les digo a mis amigos que de lunes a jueves me gusta pensar que soy como un deportista de alto rendimiento, estoy enfocado en mi práctica con todo mi ser, me entrego por completo, preocupado por rendir lo mejor posible, dormir temprano y evitar hacer cosas fuera de mi rutina diaria para poder brindar lo mejor de mi física, emocional y psicológicamente a las personas que se encuentran bajo mi responsabilidad. Es importante entender, que fuera de la práctica, tenemos el tiempo y la energía para mantener un balance sano en nuestra vida y poder destinar eso para las personas de nuestra familia. Y creo que esto se me ha dado con cierta facilidad por el carácter y espíritu competitivo que tengo desde mi niñez. Cuando me enfoco en algo, no hay nada que me saque eso de la mente.

Hay una frase en el mundo de los deportes, que si mal no recuerdo se la escuche a unos de mis ídolos deportivos de infancia, Kobe Bryant, que habla de la importancia de la presencia: “No son las horas que entrenes, es lo que haces en las horas que entrenas”. No necesito estar todo el día preocupado de algo, pero si necesito estar completamente presente cuando lo hago para que mi rendimiento sea eficiente y efectivo en ese momento. Debemos aprender a activar la mente y el cuerpo para funcionar de ese modo, sobre todo si deseamos dedicarnos a esto el resto de nuestra vida y no quemarnos por estrés durante los primeros años. En mi experiencia, debo reconocer que esto me paso mucho en un principio como también a menudo le ocurre a las personas de otras profesiones. Lamentablemente les ha ocurrido a algunos colegas que por falta de conciencia y entendimiento de este punto, y de no comprender cómo administrar su energía, claro está, se terminan boicoteando a sí mismos por el solo hecho de no saber mantenerse enfocados. Existen muchas formas de poder sacar el máximo de nosotros, de poder estar presentes en nuestro día a día. Aquí solo les compartí algunos detalles que realmente marcaron un antes y un después en mi cotidianidad profesional, por lo que solamente me queda decir que para poder disfrutar y no perder tu enfoque en tu práctica, simplemente apaga tu celular y dile a tu familia que ante cualquier urgencia se comunique con tu asistente. Les aseguro que será muy útil.

Volviendo a nuestro arte, estar presentes con cada persona que atendemos es fundamental para poder observar todas las variables que influyen en la detección, análisis y corrección de subluxaciones vertebrales. A continuación, menciono solo algunos de los elementos más generales que se pueden presentar durante el día a día en los procesos de LACSV , los cuales desarrollaré más en detalle en el volumen 2.

- Proceso de detección y análisis de subluxaciones vertebrales
- Correcta aplicación de todos los procesos de evaluación del sistema quiropráctico que se vaya a aplicar.
- Respetar el sistema para determinar subluxaciones (su estado y cronicidad).
- Correcto listing de la subluxación vertebral
- Posicionamiento de la persona en la camilla o kneechest.
- Correcto set-up, eficiencia física del posicionamiento del quiropráctico.
- Considerar la tensión, edema, estado físico y limitación de la materia en la columna vertebral de la persona sobre la camilla.
- Consideración de los ángulos, vectores y componentes biomecánicos antes de aplicar el ajuste.
- Decidir con qué fuerza, presión, velocidad y profundidad el cuerpo de esa persona requiere al momento

de ajustar, cuánto puede tolerar y cuánto realmente necesita esa columna vertebral; además de considerar si el ajuste es mejor en Set o Toogle recoil? ¿Con o sin drop?

Como pueden ver, cuando analizamos desde una perspectiva más profunda realmente son muchos los detalles que debemos estar observando y analizando diariamente en todas las personas que chequeamos; lo que pareciese ser muy simple en los ojos de unas personas, en realidad es muy complejo. Por esto cuando estamos presentes y analizamos todas estas variables, se nos presenta un gran desafío porque debemos poder aplicar toda esta información y todos estos detalles en una fracción de segundos para poder realizar realmente un ajuste preciso, específico y seguro.

El enfoque es fundamental en este momento. En el mundo de los deportes, se respeta mucho el juego y que el partido no termina hasta el último segundo. Si no, recordemos cuantos partidos o campeonatos se revirtieron con una jugada o un tiro en el último segundo. O mucho más simple ¿en cuántos partidos de la NBA, Michael Jordan o Kobe Bryant ganaron en el último segundo?, ¿en el último tiro? Así de importante es estar enfocado en hacer el mejor trabajo posible hasta el último segundo, ver hasta el último detalle para terminar el objetivo. Hacer un ajuste quiropráctico requiere todas y cada una de nuestras habilidades en un completo estado de presencia, para así poder cumplir nuestro objetivo.

Si seguimos con el ejemplo de los deportes, no existe ningún deportista en ningún deporte que no practique su juego, su técnica, su performance antes de llegar a un partido. Al respecto, recuerdo mis días de colegio, cuando antes de un juego de basquetbol junto a mis amigos, veíamos partidos o escuchamos alguna canción en particular para poder llegar al gimnasio listos a dejarlo todo y dar lo mejor de nosotros. Buscábamos elementos de inspiración que nos permitieran estar enfocados en lo que debíamos hacer y así poder rendir de mejor forma.

"Naciste con la habilidad de cambiar la vida de alguien. No la desperdicies"

En la práctica diaria de un quiropráctico se debe estar preparado para un día de atención, para el movimiento, para fluir, para conectar con las personas. Desde mi perspectiva, no debería existir un momento en donde nos podamos distraer o estar pendientes de otras cosas, problemas o preocupaciones. Con cada persona que estemos atendiendo, debemos estar presentes en ese momento, el ahora. Aplicar un ajuste requiere de mucha concentración, por lo que mantener el enfoque es un elemento fundamental en nuestra profesión, ya que vamos a entregar, a través de nuestras manos, algo realmente importante sobre el sistema neuroespinal de una persona.

Ahora bien, si no realizamos una preparación acorde a nuestras funciones en la oficina, si nuestro cuerpo, nuestra mente y nuestra concentración no está presente durante el dia a dia a través de una práctica y entrenamiento diario, es imposible que podamos brindar un servicio de calidad, ya que es probable que durante las primeras y últimas atenciones del día la falta de preparación y/o el cansancio cotidiano, no nos permitirá poder realizar un ajuste quiropráctico con la rapidez adecuada y/o con la profundidad correcta que las personas vayan necesitando. Estos detalles, son solo algunos dentro de los muchos más que ocurren en la práctica y requieren de nuestra atención. Sin una correcta presencia y estado de concentración es muy difícil que podamos hacer un buen trabajo y podamos entregar un buen servicio a las personas que nos han elegido para poder cuidarlas. Este peso recae directamente sobre nosotros y es parte de nuestra responsabilidad estar lo más preparados posibles en todos los aspectos necesarios en cuanto a nuestras competencias y desarrollo artístico, por lo que claramente no podemos dejar de lado este elemento y debemos estar consciente de ello, diariamente, durante nuestro ejercicio profesional.

DESARROLLO ARTÍSTICO

El desarrollo artístico en quiropráctica es algo sumamente complejo. Esto se debe a que no hay una sola cosa que hagamos que nos entregue las respuestas y nos permita obtener el éxito, es un completo desafío no necesariamente tormentoso, sino que incluso podría ser sumamente divertido, lleno de logros y crecimiento.

Básicamente, el desarrollo del artista es el proceso por el que pasa un "artista" para convertirse en "exitoso". Por ahora, definamos el desarrollo del artista quiropráctico como el proceso de desarrollo y aprendizaje, el cual normalmente requiere de la guía de alguien con más experiencia en un campo determinado. Existe un elemento en común en algunos artistas de la historia del arte, y este suele repetirse en todos los grandes exponentes; es la presencia de una pasión o una habilidad que se manifiesta desde una muy temprana edad, que a veces llega por un encuentro casual o por la experimentación, y que les permite descubrir esa pasión, iniciando un camino de aprendizaje. El desarrollo de algunos de los genios del arte más grandes en la historia de la humanidad, como Leonado Da Vinci, Wolfgang Amadeus Mozart, Vincent van Gogh, Édouard Manet y otros que sin lugar a dudas poseían un talento y una habilidad innata para ciertos elementos, no hubiese sido posible si no hubiesen tenido la guía o una orientación de sus mentores, ya que sin su ayuda, podrían haber perdido valiosos años tratando de aprender los elementos básicos y esenciales de su arte. Esta guía, les permitió poder desarrollar la práctica y alcanzar los conocimientos necesarios para su desarrollo artístico del modo que lo hicieron, y lograron impactar el mundo hasta el día de hoy. Independiente de que se tenga la pasión, si no va acompañada de las habilidades, las cuales te entregan ciertos guías y mentores para acelerar los procesos, es difícil que te puedas desarrollar por completo, sacando todo tu potencial.

Hay muchos aspectos tangibles e intangibles en el desarrollo artístico; No todas las personas tienen todas estas características, pero son cosas a las que deberíamos aspirar. Los aspectos tangibles incluyen elementos del conocimiento y alcance de la comprensión de los procesos detrás de su arte, lo que corresponderá a la interpretación y análisis de los hechos con su mente educada, que le permitirá por ejemplo realizar un completo análisis quiropráctico sobre el sistema neuro espinal de una persona, poder procesar la información y poder determinar el listing de una subluxación, en conjunto con la determinación de la fuerza, velocidad, angulación y profundidad con la que un ajuste requiere ser aplicado. Este tipo de desarrollo es el que se obtiene por medio del estudio, cuestionamiento y aplicación de nuestros principios a través de la experiencia obtenida en el tiempo.

Además de lo anterior, existen algunas cualidades intangibles del quiropráctico que tienen relación con su expresión innata, la cual incluso pueden ser uno de los atributos más importantes a la hora de ejercer la profesión. Entre estos aspectos destaca el tacto y el arte de estar presente durante el chequeo de una persona. No todos los quiroprácticos prestan la suficiente atención a estos dos elementos, pero aquellos que lo hacen son percibidos con mayor autenticidad. Esto se debe a que estas personas transmiten su esencia junto a su arte.

Con respecto a lo artístico propiamente tal, en sí es difícil de definir. Mucha gente probablemente diría que solo implica dominar un sistema de análisis o técnicas de ajuste, pero creo que es más que eso cuando logramos asimilar que el arte conlleva una comprensión total de nuestra labor que se compone de cómo es la experiencia de las personas que nos visitan, de cómo el cuerpo humano se comunica y se expresa, de cómo podemos conectar con ellos por medio de nuestro tacto para poder brindar nuestro servicio, y finalmente, de saber cómo todo esto se entrelaza con nuestra filosofía y ciencia del porqué, qué y cómo realizamos la atención quiropráctica. El arte quiropráctico, representa la unión de todos los elementos materiales e inmateriales de nuestro servicio y que además transmitirán un elemento "extra" que poseemos todos en nuestro interior.

"El ajuste con ese algo extra"

BJ Palmer

Desde diferentes interpretaciones filosóficas, he podido escuchar que existen diversas formas de comprender lo que BJ Palmer nos menciona como "algo extra", pero para mi desde una comprensión artística , se refiere a lo que sucede con nuestra capacidad de conectar con otros y también , con nuestra capacidad de encantar a quienes asisten a nuestra práctica, a través de nuestra sola presencia, de conectar con ellos y de hacerles sentir en casa. El arte se impregna e irradia a tu alrededor en la forma en que te relacionas con el resto de las personas.

Por esto, el desarrollo del artista que llevamos dentro puede ser simplemente un proceso para potenciar nuestra identidad; quiénes somos en nuestra esencia, y eso solamente lo podremos adquirir a través de la práctica, del ensayo-error y de experimentar. En cuanto a experimentar no me refiero específicamente a ir probando entre persona y persona una forma o un sistema, me refiero principalmente a que debemos ir a seminarios, escuchar e investigar los fundamentos de los sistemas, estudiarlos, experimentar en la forma como abordamos a nuestros clientes con diferentes sistemas de análisis y ajustes para poder descubrir nuestra propia afinidad entre lo que sentimos mejor para nuestro cuerpo y poder determinar qué es lo que queremos entregar a los miembros de nuestra práctica, a nuestra familia o qué nos gustaría poder recibir. Estas, son preguntas fundamentales para poder desarrollar nuestro arte.Tu forma y estilo único como quiropráctico hace un ejemplo vivo de lo que es el arte y su expresión en el chequear y ajustar cada vez que sea necesario a las personas.

"El ajuste quiropráctico es tu firma, define quién es usted como quiropráctico"

Hugo. V. Gibson

Elegir el camino de la quiropráctica, conlleva integrar nuestra filosofía en nuestra vida y ser congruentes con ello, poner en práctica todos los principios de la mejor manera posible. Todos los días debemos ser conscientes de que estamos creando nuestro camino, donde debemos tomar la elección de dar todo nuestro esfuerzo en todo momento y vivir conectados al presente con cada parte de nuestro ser, o tomar el camino fácil de vivir desconectados sin desarrollar nuestro arte.

Cuando pensamos acerca del desarrollo del arte quiropráctico, me es inevitable pensar en el legendario Dr. Andy Roberts fundador de *"The Art of The Specific"*, el que en muchas conferencias hablaba sobre este concepto ¿ser mediocre o un maestro? Si bien no tuve la fortuna de poder conocerlo y compartir con él, si tengo el privilegio de conocer a varios colegas que pudieron aprender de él, y hoy gracias al internet podemos encontrar algunas presentaciones suyas en Youtube. Ser mediocre, no necesariamente significa hacer las cosas mal o no tener esa hambre de ser mejores, a veces simplemente es ser regular, tener un rendimiento promedio. Básicamente significa practicar en algo hasta que se logra aprender e integrar para poder hacerlo de una buena manera. Sin embargo, ser un maestro o desear recorrer el camino hacia la maestría — el cual es el camino que busco plantear en estos volúmenes —, tiene que ver con aspirar al alto rendimiento igual que en deportes, que es como me gusta observar las cosas. En la maestría buscaremos practicar profunda y detalladamente hasta que algo salga mal. Hacer las cosas bien es el camino inicial para todo profesional, pero si en el tiempo aprendemos a observar cuando algo no sale bien, es ahí realmente donde podremos comprender el error o lo que podemos mejorar en nuestro arte. Este es el camino que separa a los profesionales de las grandes ligas, de las personas con rendimiento promedio. y es por esto que no debemos conformarnos con hacer las cosas bien o de una determinada manera, sino que debemos empujarnos a llegar a hacer cosas con tanto enfoque para poder observar los pequeños detalles que nos permitirán avanzar y marcar la diferencia entre ser mediocres o convertirnos en verdaderos maestros.

Al leer este libro quiero que comprendas que en el desarrollo profesional podemos ejercer congruentemente con lo que deseamos de nosotros mismos. Podemos tomar el liderazgo y vivir con un nivel de compromiso y orgullo que está reservado solo para algunos, o vivir en un estado de conformismo donde absolutamente nadie va a notar la diferencia, a excepción de tí, y esto es lo difícil. Nadie va a notar la diferencia de esas pequeñas elecciones y de esos pequeños cambios a excepción del reflejo en tu espejo. Pero al final del día consideraras que solo la forma en que tú te ves y evalúas tu actuar es lo que direcciona tu desarrollo artístico.

"Allá afuera en esos grandes espacios abiertos, hay multitudes buscando lo que posees"

Bj Palmer

El desarrollo de un estilo o concepto artístico personal es crucial, no solo para diferenciarse en un mundo donde todos desean brillar, sino que también es importante lograr satisfacer nuestro interés de poder expresar nuestras propias ideas. Aquí hay diez formas en las que un artista puede desarrollar su propio concepto de arte, de acuerdo a Asher Mains (46) quién es un Artista, organizador y educador de Granada, Antillas (España), además de Director de Art School Greenz, una escuela de arte alternativa e instructor en la Universidad de St. George. Ahora bien, debo señalar que estas formas solo están basadas en lo que él enseña, ya que yo las he adaptado para el desarrollo del arte quiropráctico.

1. Experimente con otros estilos y técnicas. No solo sentirás cómo se expresan otros artistas, sino que también te toparás con un estilo que tenga cierta resonancia contigo. Esto tiene relación con los diversos sistemas que poseemos en la profesión; por ejemplo, hay personas más estructuradas que resonaran completamente con *Gonstead* o alguna de las líneas de *Upper Cervical*, mientras que otras personas, quizás más abiertas de mentes, encontrarán una conexión con técnicas tonales como *Network Spinal* o *Talsky* por mencionar algunas dentro de las tantas opciones que poseemos. Por eso es importante que nos sumerjamos en descubrir y en comprender los fundamentos de cada sistema.

2. Estudiar nuestra historia. Nunca sabremos si lo que estamos haciendo es diferente o nuevo en el ámbito profesional si no dedicamos tiempo y energía para comprender nuestro desarrollo en el pasado, nuestros desafíos a través del tiempo y los avances de nuestros sistemas en el transcurso de la historia. Al respecto, es necesario recordar que nuestro desarrollo histórico es un registro de la época en que fue situada la profesión, y nos permite ver y comprender nuestro presente y futuro; sin olvidar que nuestra historia puede repetirse, mostrándonos los errores de los que tenemos que aprender. Por eso, al estudiarla, podemos descubrir desarrollos que han tenido éxito en el pasado y que pueden ser relevantes en el presente.

3. Desarrolle su historia personal. Muchas veces el arte sin una historia de fondo carece de dimensión. Existen elementos básicos de nuestra vida que nos conectan a nuestras decisiones del presente, son conceptos emocionales que se sobreponen a nuestras experiencias y que nos forman el carácter, estructura y forma de ver las cosas. En el fondo, son cualidades innatas que no tienen que ver con el talento ni con nuestras capacidades, sino que se relacionan más con una inclinación firme y profunda por un tema en particular.

4. Dedique tiempo a ver el trabajo de otros. Es fácil trabajar de forma aislada, especialmente si cree que lo que está haciendo es realmente bueno. Al ver el trabajo de otros compañeros, no solo te haces una idea de los diferentes conceptos con los que estás trabajando, sino que también puedes hacerte una idea de la dirección en la que se está moviendo el arte en su conjunto. Todos los quiroprácticos poseen y presentan algo que es característico de ellos. Si nos dedicamos a observar con atención, podríamos ver a través de ellos nuestras falencias a trabajar, como también nuestras virtudes, sin la intención de sobrevaloración, sino que para incorporar elementos externos a los que nos rodean.

5. Habla sobre tu arte. Si comienzas a hablar de tu trabajo y no te emociona ni te interesa, no emocionará ni interesará a nadie más. Hablar sobre tu arte no solo ayuda a articular conceptos difíciles junto a mostrar videos y fotografías de alta calidad, sino que además permite transmitir con todo nuestro ser lo importante, lo único y maravilloso que puede ser su trabajo, además del impacto que puede generar en la vida de las personas. Se trata de expresar nuestra pasión detrás de nuestro arte o nuestro Spizzerinctum, el cual desarrollaremos en el capítulo 4.4

6. Presiónese a sí mismo. Explore lo que significa dar un paso extra, aún cuando esto signifique salir fuera de su zona de confort. La zona de confort es lo que más mata los sueños y objetivos de las personas, no nos permite explorar y recorrer por nuevos desafíos, nos paraliza y no nos permite tomar acción, afecta nuestra mentalidad y nos puede llevar a perder nuestra pasión. Ahora, seamos honestos, ser quiropráctico no es algo fácil y sencillo de realizar, requiere tiempo, estudio, preparación, muchas veces frustraciones; es básicamente lidiar con una presión constante. Debemos entender que esta presión es algo importante en el desarrollo de nuestro arte, pero si queremos aspirar a más, debemos estar dispuestos a empujarnos para dar más.

7. Estudie su espacio. Como artista, puede ser fácil quedar atrapado entre todas las cosas que hacemos diariamente entre nuestra práctica y nuestra vida. Como quiroprácticos es necesario pasar un tiempo a solas para poder observar los detalles de nuestro servicio. Sugeriría destinar un tiempo periódicamente para poder observar su trabajo, el flujo de su oficina, el funcionamiento interno de la misma y cómo es la experiencia de las personas que acuden a su servicio. Por ejemplo, algo que me ha sido muy útil es proceder a la oficina como si fuera un cliente que acude a mi servicio, me siento en la recepción, observo el espacio, escucho la música que a diario ponemos para las personas, le planteo preguntas a mi asistente para ver su desarrollo, y muchas otras cosas con el fin de poder tener una percepción de cómo es la experiencia de las personas que acuden a nuestra práctica, e intento descubrir qué elementos podemos mejorar.

8. Aprendizaje interconectado. Hay lecciones valiosas que aprender de nuestro propio campo quiropráctico, pero invariablemente existen elementos externos que nos podrían llegar a interesar. Es importante, tomarse el tiempo para estudiar y aprender de otras materias para que con el tiempo, estas puedan ser incorporadas en nuestro desarrollo y nos brinden más elementos que enriquezcan nuestro arte. Tomar elementos de otras disciplinas para incorporarlos a nuestro desarrollo artístico.

9. Busque inspiración. Parte de esto es ponerse lentes de artista cuando observamos el mundo. Esto requiere práctica, experiencia y comprensión de lo que se desea e intenta transmitir. Ver todo desde una perspectiva artística y debemos hacernos preguntas como, "¿cómo expresar más mi esencia?" o "¿cómo se podrá conectar más con las personas?". Detente a observar tus manos, el cuerpo de las personas, la expresión de sus rostros y de sus cuerpos, como estos van cambiando a lo largo de su cuidado quiropráctico. Intenta comprender tu esencia para poder conectar con la esencia de otros, desarrolla esa sensibilidad de poder brindar un servicio mucho más allá de un plano físico y estructural; e intenta descubrir elementos que te hagan más humano. Aún así, creo que la inspiración llega desde el momento en que nos damos cuenta que nos encontramos en el camino correcto, donde estamos realizando nuestro "trabajo de vida", el cual nos enciende el alma y nos atrapa en esa búsqueda constante por aprender, empujarnos y no conformarnos con los resultados, porque donde hubo algo bueno, puede haber algo mejor, y creo que si logramos comprender esto, todo ese proceso de aprendizaje es el que verdaderamente nos inspira día a día.

10. Rompe las reglas. Para llegar a este punto, debemos haber dominado todos los elementos anteriores del arte porque sin lugar a dudas, este es uno de los procesos finales, que realmente se obtiene a través del tiempo, años y años de experiencias, errores y aprendizajes, desarrollo e incorporación completa de todos los elementos que se conjugan en nuestro arte. Los fundamentos de los sistemas, la evolución de nuestros conocimientos y todo el trabajo que se ha realizado nos permitirá iniciar un camino por lo desconocido, donde podremos analizar las cosas que quizás nadie se ha llegado a preguntar y/o desarrollar. No se pueden romper las reglas si no las conocemos en su completa profundidad. Para poder llegar a ese nivel es donde nuestros mentores juegan un rol fundamental, por lo que este elemento será desarrollado en el capítulo "*Procesos de maestría*".

La creación del arte de acuerdo con Asher Mains (47), es como cuando nos dedicamos a cocinar y preparar algo de comida a nuestros seres queridos, de hecho él lo describe de la siguiente forma:

"El desarrollo del arte es como cocinar.
Haz las cosas que te gusten.

A todos nos gustan cosas diferentes
la comida y el arte que tu creas
te tienen que satisfacer y hacer feliz
hazlo primero para ti
compártelo con tus amigos y familia
(comunidad)

Cuando seas bueno en hacer las cosas
que te gustan comparte esa alegría,
con tus personas cercanas
eventualmente, las personas que no
conoces van a querer los que has creado.

Es difícil hacer este proceso a la inversa.
si supieras que un grupo de personas
vendría y tú tendrías que hacer comida
sin saber quiénes vendrían o que es lo que
a ellos les gusta o no.

No sabrías cuán hambrientos están
¿qué es lo que tú les darías?

Aprende lo que te gusta, hazlo para ti,
deja que la gente se conecte. con algo
que tu ames. ¿qué es lo que harías para ti
mismo?"

SPIZZERINCTUM

"Creo que esta es la gran verdad occidental: que cada uno de nosotros es una criatura completamente única y que, si alguna vez le damos un regalo al mundo, tendrá que salir de nuestra propia experiencia y del cumplimiento de nuestras propias potencialidades, no de otra persona"

Joseph Campbell

Existe algo muy importante que debe tener todo artista, es esa sensación y emoción por hacer las cosas y por desarrollar una pieza de arte, es esa sensación de sumergirse en un proceso hasta poder ver terminada una obra. Todo gran artista quiropráctico es aquel que crea, comparte y expresa desde su corazón. Sin importar el área en la que se desenvuelva, existe una chispa que emerge desde adentro de nosotros y que se enciende cuando practicamos y entregamos nuestro arte hacia nuestra comunidad.

Desde mi perspectiva, Spizzerinctum es un sentimiento muy similar al amor; ese sentimiento que todos hemos experimentado en algún momento, esa sensación de sentir una emoción tan profunda sobre algo o alguien que remueve completamente nuestro ser. Si hay una persona en tu vida que te haga o te haya hecho sentir el amor es probable que puedan comprender esas emociones que surgen cuando esta persona aparece en el lugar donde te encuentras, recibes un mensaje de ella, escuchas su voz o ves su fotografía. Eso que genera las ganas de poder hacer las cosas bien y de la mejor manera posible porque te inspira a ello, en quiropráctica se conceptualiza como Spizzerinctum, a veces abreviado a "Spizz". Es una palabra poco usada y conocida hoy en día, incluso por muchos colegas; hoy solo hay un puñado de personas que conocen su significado o dónde comienzan sus orígenes, que se remontan a BJ Palmer, cuando en 1918 resumió en un artículo en el Fountain Head News, el poder de esta palabra:

> *"Spizzerinctum es lo que hace que los terneros arrojen el rabo y corran como furiosos, los pájaros en nuestro porche cantan con notas de garganta partida, las ranas croan en la orilla del arroyo, los insectos zumban y tararean en el aire, el lechero silba como corre, el herrero ríe golpeando el hierro para darle forma, el labrador empuja a sus*

caballos con un '¡arriba!', el ingeniero saluda con un beso a su amada mientras acelera... el leñador, sonriente, hunde su hacha en el árbol gigante, el banquero y el comerciante se apresuran a trabajar con un alegre 'adiós', el mecánico y el obrero bailan de manera justa a sus trabajos, el soldado 'va por encima' con las mandíbulas apretadas y el coraje que no conoce el miedo, el vendedor de la vida hizo sus llamadas con los hombros cuadrados, el orgullo en su corazón y un cosquilleo de nervios con la anticipación del éxito. Oh, 'spizz' es cualquier cosa que ponga felicidad en la cabeza, determinación en el corazón, energía en la mano y coraje invisible en la voluntad".

Entonces comprenderemos que el "Spizzerinctum" es la emoción, la pasión, el entusiasmo y la energía por la quiropráctica, es ese pequeño "extra" que le entregamos a las personas que reciben nuestro cuidado.

Es muy factible que con el ritmo de vida de los tiempos de hoy sea difícil o complejo poder conectarnos con nuestro "spizz"; porque a través del tiempo se olvida en el quehacer cotidiano, aun cuando es común escuchar la idea de "dedícate a tu pasión y serás feliz, exitoso y afortunado", lo cual de alguna manera uno entiende como algo necesario para sentirse entusiasmado. Sin embargo, muchas veces no lo poseemos. Entonces me preguntó, qué haremos para no dejar pasar el tiempo sin perseguir nuestro sueño, independiente de que este cambio de vida sea fácil o no, porque lo que está en juego es algo que no tiene precio: la felicidad. Personalmente pienso que si tu vida es tuya y como tal te pertenece, es exclusiva responsabilidad tuya decidir cómo la vas a vivir. No esperes más tiempo para despertar. Hoy, más que nunca, dedicarte a lo que te gusta es posible. les voy a contar mi experiencia personal para que les sirva de ejemplo. Cuando yo inicié mis estudios en quiropráctica, si bien había algo que me atraía, no la entendía en su totalidad. Como ya poseía una profesión, me costaba entender que podía cambiar el rumbo de mi vida, porque en ese tiempo mi carrera profesional iba muy bien: tenía mi centro enfocado en deportes, el instituto nacional del deporte me pagaba por viajar a lo largo de todo Chile acompañando a los deportistas, estaba siendo reconocido, pero faltaba algo, que fue lo que encontré en quiropráctica. Esta profesión me llevó por un camino desconocido, comencé a cuestionarme todo desde lo profundo de mi ser. En ese momento empezó a rondar la idea y la necesidad de marcar la diferencia entre lo que es kinesiología y quiropráctica, lo que me llevó a tomar la determinación de cerrar un capítulo en mi vida y desligarme por completo de la kinesiología a fines del año 2015, a pesar de que había mucho esfuerzo en lo que se había construido. Y fue ahí donde realmente me pude sumergir en este viaje que me ha llenado el espíritu de mucha felicidad, porque a través de los años he entendido que todo tiene una razón de ser, solamente hay que entender las señales y atreverse.

La pasión es la llama que te permitirá trabajar cuando otros descansan y disfrutar mientras lo haces. También existe la posibilidad de que no tengamos una pasión, y no sepamos qué es eso que nos motiva día a día a dar lo mejor de nosotros. En ese caso, es indispensable observar y reflexionar sobre qué nos hace falta, para buscar y conectar con esa energía extra que nos permita amar nuestra labor.

En este viaje, me he dado cuenta de que una excelente manera de conectarse con nuestro Spizz es la gratitud y la claridad de nuestros objetivos. Cuando te despiertes por la mañana, detente y haz una pausa para pensar en aquello por lo que debes estar agradecido con respecto a tu vida y sumérgete en tu porqué. Hoy se sabe que se requieren al menos unos 30 días para poder crear e incorporar un hábito en nuestra vida, si este proceso matutino, lo hacemos todos los días durante 30 días, ¿Sabes lo que pasará automáticamente cuando abras los ojos todas las mañanas? El primer pensamiento en tu mente estará lleno de Spizzerinctum.

La profesión nos necesita ahora mismo, tú y yo. La profesión requiere que el Spizz sobreviva y destaque.

"¡Quiropráctico, muestra al mundo tu spizzerinctum!"

BJ Palmer

CAPÍTULO 5

VIAJE A LA MAESTRÍA

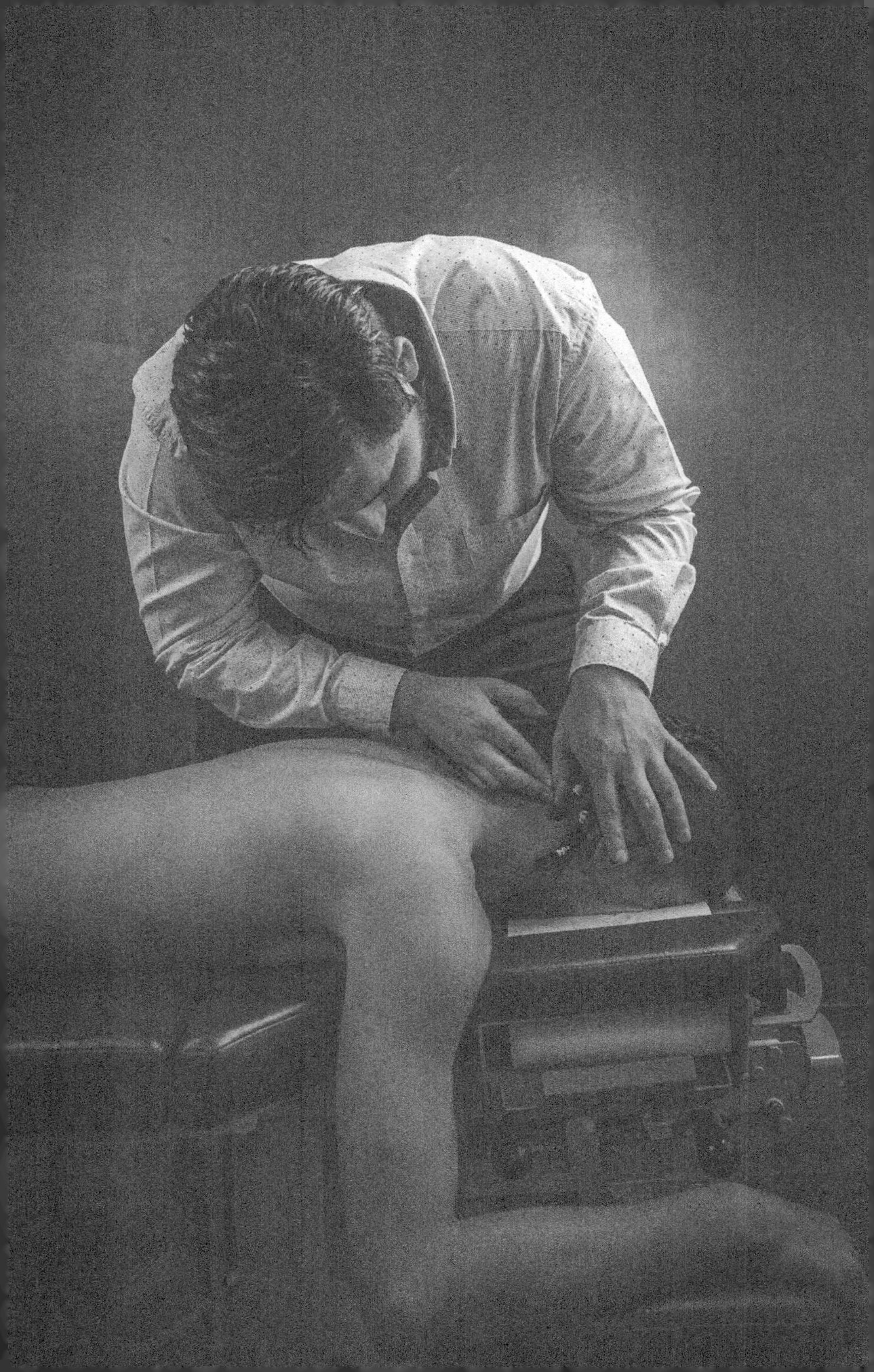

PROCESO DE MAESTRÍA

"Cuando la habilidad y el amor trabajan juntos, el resultado es una obra maestra"

John Ruskin

El proceso de maestría es un viaje realizado con spizz. El hecho de encontrar una pasión significa encontrar un llamado que te sumerja en la responsabilidad de hacer lo mejor que esté a tu alcance para convertirte en un o una maestro en tu arte. En el camino quiropráctico llegar a un nivel de maestría se relaciona con dominar el juego, dominar las reglas para crear nuevas o llevar un área a otro nivel de desarrollo, de alcance y de comprensión, es decir, siempre se buscan todas las herramientas necesarias para cumplir con el objetivo, que es crear una obra maestra.

Es atractiva esta parte del desarrollo profesional porque es un continuo fluir a través de un área determinada, descubriendo elementos jamás vistos o antes considerados. De esta forma, se abre una nueva comprensión de lo que representa la quiropráctica y de lo que llena de satisfacción a nuestro ser.

> *"Si todos nacemos con prácticamente el mismo cerebro, con más o menos la misma configuración y potencial para la maestría, ¿por qué en la historia sólo un número limitado de personas parece haber sobresalido en verdad y realizado ese potencial?"(48)*

Así es como inicia el libro de Robert Greene; "Maestría". Cuando leí esa frase hace un par de años, me hizo pensar mucho en la profesión y también, reflexionar sobre el porqué no ha existido otro BJ Palmer, C.S Gonstead, C.J Thompson u otro maestro que domine a un gran nivel el desarrollo del arte e impulse el crecimiento de la quiropráctica, para que sus hallazgos y conocimientos se expandan por el mundo, y de esa forma, evolucione el desarrollo, comprensión y aplicación de la filosofía, ciencia y arte.

Personalmente, me caracterizo por ser un observador de detalles, de pequeños elementos que permiten aprender hasta de lo más mínimo con tal de hacer las cosas de mejor manera, es algo que afortunadamente me ha acompañado durante toda mi vida. En la universidad constantemente quise desarrollar mis habilidades y muchas veces me pregunté si es posible poder alcanzar el nivel de desarrollo que tenían mis profesores, las personas que aspiraba imitar o de quienes realmente deseaba aprender.

No me considero un maestro en un área determinada, soy consciente de que el camino es largo y no tengo prisa. Aún así, en este último capítulo quisiera compartir algunas cosas que he descubierto al aprender de algunos de los más grandes en el mundo quiropráctico y que, por fortuna de la vida, este aprendizaje ha sido de primera mano.

De acuerdo al Dr. Simon Senzon y la información que comparte de sus investigaciones sobre la historia de la profesión en su sitio web: "The Institute Chiropractic" (49); que recomiendo visitar y revisar totalmente; los quiroprácticos actuales nos encontramos en una posición única dentro de la historia de la profesión, ya que tenemos mayor acceso al conocimiento gracias a la globalización, el internet y la digitalización de la información, lo que en el pasado fue muy complejo y limitado. Desafortunadamente, así como existe acceso a la información de forma rápida, también hay acceso a un sin fin de información que no presenta fuentes ni antecedentes claros o fidedignos, por lo que ese tipo de información cuando carece de contexto nos pueden llevar directamente a una comprensión alterada de la realidad y de la historia de la profesión. Esta es una de las razones por la que el trabajo del Dr. Senzon se destaca, ya que continuamente pública hechos y antecedentes históricos de las primeras influencias, ideas y pensamientos de nuestros desarrolladores, lo que nos permite comprender a ciencia cierta los orígenes, desarrollo y objetivos de la quiropráctica.

Ahora bien, el Dr. Senzon (2018)(50), propone una división generacional en quiropráctica basado en el libro de Randall Collins: "The sociology of philosophers: a global theory of intellectual chance", el cual comenta en uno de sus seminarios sobre el liderazgo de la profesión para los miembros del "The Institute Chiropractic". El libro es un estudio sociológico del desarrollo intelectual del mundo que conocemos, que pone énfasis en la relación social y las conexiones que son y/o han sido importantes para la transmisión del conocimiento de generación en generación. Collins, menciona que existe "una generación intelectual por cada 33 años aproximadamente" , lo que inspira al Dr. Senzon a realizar un rastreo sobre los aportes, teorías y desarrollo generacional en la profesión, concluyendo la existencia de 4 generaciones de quiroprácticos (imagen 7) que se inician con los primeros desarrolladores D.D Palmer y BJ Palmer.

1era Generación: 1913 -1946
2da Generación: 1947 - 1980
3era Generación: 1981 - 2014
4ta Generación: 2015 - 2048

Imagen 7. Esquema de 4 generaciones quiroprácticas, de acuerdo con Senson (50).

De acuerdo a esto, pertenezco a la 4ta generación, que corresponde a los quiroprácticos graduados desde el año 2015 al año 2048. Somos una generación que tiene muchas facilidades, tenemos aún la oportunidad de poder conectar y aprender de personas de la segunda generación y de grandes avances científicos. Tenemos una mayor comprensión de lo que ha sido la profesión , y me siento afortunado de poder tener un acceso cercano a ciertas cosas gracias a mis mentores; pero también creo que esto representa una enorme responsabilidad en mi época actual y el futuro, pues tengo el deber de compartir esta información y de que la visión que he aprendido se mantenga viva e incólume, para que pueda continuar su legado a las próximas generaciones.

Este fue uno de los motivos que me inspiró a escribir este libro y durante su desarrollo surgió la idea de ir haciendo más volúmenes a medida que avance mi aprendizaje, conocimiento y aplicación de la quiropráctica, a través de la experiencia. También creo que soy uno de los afortunados que ha tenido la feliz oportunidad de aprender de grandes quiroprácticos; algunos de la segunda y tercera generación, lo que significa que aprendieron directamente de BJ Palmer, C.S Gonstead, Sid Williams, Jim Segafosse, Reggie Gold, entre otros. Un poco de conocimiento y sabiduría la he podido adquirir de primera o segunda fuente si hablamos de sucesión, y hay cosas que mis mentores definitivamente no me han querido compartir por mi falta de experiencia e incluso madurez, pero estoy bien con eso. No tengo prisa y al menos, tengo mis prioridades claras al respecto. Soy simplemente un aprendiz de esta profesión, y trato de integrar los conocimientos de todo y de todos quienes me rodean, por lo que recién llevo 4 años de un arduo trabajo interno, de análisis, de exploración, de errores y de bastante auto exigencia. El camino de la maestría es arduo, intenso y agotador, pero lleno de satisfacciones.

De acuerdo a lo que comparte el coach Ben Bergeron en su libro "Chasing Excellence" (51), existe la regla de las 10.000 horas de práctica, que permiten convertirte en un experto de clase mundial. Es decir, se requieren al menos diez mil horas de práctica para poder alcanzar un nivel de maestría en un área determinada. También menciona que esta regla tiene una excepción; si bien, se requiere necesariamente una gran cantidad de exhaustiva experiencia, esta misma no conduce inexorablemente a lograr un nivel de experto. En otras palabras, lograr alcanzar un registro de más de 10.000 horas en una actividad, no te convierte en alguien experto o alguien de clase mundial. Por ejemplo, una persona que ha andado en bicicleta gran parte de su vida, le gusta y lleva más de 20 años pedaleando, no tiene por qué estar capacitada para poder hacer el tour de Francia o entrenar a una persona que quiera ser un atleta del ciclismo mundial.

"No hay nada mágico en diez mil horas, la magia radica en cómo se invierten esas horas"

Ben Bergeron

Lo mismo ocurre en todas las cosas y en todas las profesiones. Puede haber personas que llevan años en práctica, pero que tienen bajo crecimiento y preparación, ya que quizás no han asistido a la cantidad de seminarios que requiere, no se ha actualizado/especializado o no se ha visto bajo la ayuda de alguien externo; como mentores, coach o guías que le puedan dar retroalimentación sobre su trabajo, su conocimiento y comprensión, además de los sistemas de atención de su oficina, lo que le permitirá reconocer las falencias en sus procesos, y así descubrir cómo llegar a ser más eficiente y eficaz en el día a día. En cambio, puede que nos encontremos otros profesionales que tienen menos años de práctica, pero poseen una mejor preparación porque constantemente se están actualizando y mejorando en cuanto a sus sistemas y procesos de oficina, los que como sabemos, transforman completamente su crecimiento y desarrollo profesional. Estos dos ejemplos demuestran la realidad que puede darse en todas las profesiones, sobre todo hoy donde las nuevas generaciones poseemos mucho más acceso y facilidades en cuanto a la información, educación y desarrollo.

No obstante lo anterior, existe un punto de inflexión para el desarrollo profesional, que va a estar dado por las decisiones que tomamos y el compromiso que tenemos con nuestra labor. Para ello, tener claridad sobre el destino al que queremos llegar resulta de gran ayuda. El camino hacia la maestría es un proceso complejo, un viaje lleno de desafíos, caídas y frustraciones, donde es difícil pensar en cómo poder destinar esas 10.000 horas de entrenamiento, práctica y preparación con el fin de desarrollar la experticia necesaria para ser un profesional de alto nivel. Esto implica ir más allá de nuestras habilidades generales, porque debemos realizar esfuerzos considerables, específicos y sostenidos en el tiempo, para aprender a hacer de la mejor manera posible algo que no nos resulta fácil, ya que no es sencillo llegar a dominar un arte. Muchas veces ocurre que al inicio del proceso nos podemos apasionar con algo y no necesariamente tenemos la habilidad requerida para poder desarrollarlo. Sin lugar a dudas, este es un camino intenso que podría llevar fácilmente a la frustración, y es por esto que muchas personas no logran un nivel "superior". Lo mismo ocurre en todas las artes; por ejemplo, millones de personas practican el arte de pintar al óleo, pero hasta el día de hoy no existe otro Leonardo Da Vinci; millones de personas crean música, pero no ha existido otro Beethoven; muchas personas practican deportes, pero un número muy reducido alcanza la cima y se convierte en leyenda. Muchas veces estamos rodeados de personas que se desenvuelven bien en un área, y aún así, la realidad nos muestra que son muy pocas las que logran destacar y sobresalir por sobre los demás.

Entonces, la maestría no depende del genio o incluso del talento particular de una persona, esto podría estar presente y facilitar parte de este proceso, ya que al final de cuentas, lograr alcanzar un cierto nivel de dominio va a depender del tiempo y de la constancia que pueda ser aplicada en un campo de conocimiento particular. Además de lo anterior, para lograr dominar un campo, debemos descubrir qué es lo que nos apasiona, porque eso nos hará amar su contenido y sentir una profunda afinidad con él. Tu interés debe trascender el campo mismo de la satisfacción personal, y bordear en una sana obsesión de ser un experto en el área.

"Cuando sabes lo que buscas, el mundo se convierte en tu librería"

Kobe Bryant

Descubrir ese elemento que dispare nuestras emociones y nos sumerja en la fascinación de dar lo mejor de nosotros, no necesariamente tiene por finalidad lograr un mejor resultado, sino que yo diría que va más allá, pues busca algo que escapa de la comprensión. Encontrar nuestro "spizz" creo que es una de las cosas más complejas que podemos hacer, pero una vez que lo descubrimos, todo va a tomar un sentido especial, y las cosas cotidianas nos inspirarán, tomarán otra perspectiva, e incluso, una simple conversación nos puede entregar información que nos puede inspirar. Lo que quiero tratar de explicar es que cuando sabes lo que buscas, por donde mires encontrarás respuestas y eso siempre te acercará a cumplir tu destino. Por ejemplo, hay veces que durante el camino de búsqueda surgen personas en nuestras vidas que por alguna razón llegan a enseñarnos pequeñas cosas y sin embargo, eso insignificante, puede generar un gran cambio en nuestra comprensión de ellas. En otras oportunidades, hay personas que se quedan mucho tiempo con nosotros, nos guían, nos impulsan y nos enseñan a cómo prevenir errores o cómo acelerar algunos procesos, lo que las convierte en seres clave dentro de nuestro desarrollo. Todo el mundo debería tener la oportunidad de desarrollarse con una persona que actué de mentor, que nos guíe para aprender de la forma correcta, que nos presione y que nos empuje a dar lo mejor de nosotros, sobre todo cuando algunas veces no vemos nuestras propias capacidades y nos limitamos incluso antes de dar el primer paso.

Los mentores; para mí, son el elemento clave, son nuestro apoyo para poder aprender y evolucionar, porque nos llevan a romper nuestras propias barreras ayudándonos a acelerar algunos procesos. Si vamos a requerir al menos diez mil horas de práctica para convertirnos en los mejores y ser de clase mundial, lo más inteligente sería invertir para que esas diez mil horas sean eficientes y específicas, y no diez mil horas divagando por círculos sin sentido, tratando de reinventar la rueda.

MENTORES

"La mentoría es un requisito indispensable para el crecimiento de un artista. No solo se comparten las habilidades y la experiencia, sino que hay valor en el reexamen esencial del propio trabajo y técnicas"

Jim Norman

Buscar y encontrar un mentor puede ser una de las decisiones que tengan mayor impacto en tu vida y en tu carrera profesional, son un elemento diferenciador al momento de poder planificar el destino de una persona. Los mentores funcionan como un GPS, que nos permite observar y ajustar la dirección de nuestro rumbo. Por ejemplo, imagina que debes realizar un viaje importante, en donde la distancia para llegar a destino es un factor que pueda cambiar a través de las decisiones que se van tomando durante la ruta. Consideremos también que este viaje decides realizarlo en un barco, porque pensaste que no había prisa inminente, quieres disfrutar del mar y su brisa marina; y además, tener tiempo para descansar y estudiar con el fin de llegar preparado a tu destino. El viaje puede ser completamente eficiente y efectivo si se respeta la ruta del barco, si es guiada por un GPS y se siguen las coordenadas de navegación. En cambio, puede ser diferente si la persona que te lleva a destino en el barco; es decir tú, no respeta o no tiene ninguna guía para poder hacer el viaje. Si durante el trayecto existe un desvío, por minúsculo que sea, imaginemos que es pequeño de un 1%, este puede llegar a generar que jamás se pueda llegar al destino que se planteó desde un inicio, sin importar el tiempo de descanso que hubo o todo el estudio y la preparación que se haya logrado concretar. Por la falta de guía no se llegó a buen puerto, y se desperdiciaron muchos recursos en el trayecto.

En la vida y en el desarrollo de un quiropráctico lo anterior no es la excepción, existen dos formas de iniciar este viaje, de un modo exploratorio o de un modo guiado. El viaje en modo exploratorio es exactamente eso; explorar, llegar a un destino e ir de un lugar a otro sin saber que podemos encontrar, y sin saber qué podemos esperar. Es ir a la deriva con nuestro instinto tratando de avanzar sin saber exactamente que tenemos a nuestro alrededor. Indudablemente es una buena forma de poder descubrir nuestras propias capacidades y nuestra forma de interactuar ante eventos nuevos y desconocidos;

pero, finalmente no se le va a poder sacar el máximo de provecho a la instancia de experimentar todas las maravillas y experiencias que un lugar nos puede entregar, porque se está preocupado en todo momento de encontrar el camino en la ruta desconocida. A diferencia de este viaje, si se tiene la guía o el conocimiento de alguien que ya haya explorado el camino o incluso ya haya realizado un viaje a ese lugar; todo sería más eficiente y eficaz. En un viaje guiado, la exploración es algo que tampoco se podrá evitar, pero indudablemente tendremos la información necesaria para poder invertir bien nuestro tiempo y nuestros recursos, y de esa forma, le podremos sacar más provecho y mayores beneficios a la experiencia de visitar un nuevo lugar, por lo que el viaje será mucho más enriquecedor.

Lo mismo ocurre en la vida, en el desarrollo personal y en el desarrollo profesional. Podemos elegir explorar solos o tomar una guía. Incluso, la personalidad de un artista, que es algo que se construye con el tiempo, es más auténtica si se aprende de manera guiada, porque se está pensando mejor en la pieza de arte que se quiere crear de la mano de alguien más experimentado. Por eso, para el desarrollo de la maestría, es casi fundamental poder contar con un guía/ mentor que nos pueda brindar información y que nos sirva de GPS, para que nuestro viaje sea mucho más enriquecedor en el tiempo.

El mentoring es una jerga que se ha introducido en el mundo empresarial y tiene su origen en la mitología griega, cuando Ulises, antes de partir a Troya, confió su casa y la educación de su hijo Telémaco a su amigo Mentor: "Enséñale todo lo que sabes", le dijo. Y así, sin saberlo, Ulises definió los límites del Mentoring (52).

El Mentoring o Mentoría proviene de ahí y se define como esa relación que existe entre una persona experimentada o que posee la experiencia en un área específica y que a través de sus conocimientos, asiste y guía a otro individuo, para que este pueda desarrollar sus propias habilidad y conocimientos, y así pueda aprender a desenvolverse en un área determinada.

Para poder tener un mentor, lo primero que debemos hacer es admitir que necesitamos un guía. Este es el primer paso para darle a nuestra carrera un buen impulso. Si quieres ser un quiropráctico del más alto nivel y ser un profesional de las grandes ligas, entendamos que recorrer este camino de manera solitaria es muy complejo, por ejemplo, si nos detenemos a analizar a un deportista de alto rendimiento, sin importar el deporte o la liga en la cual participe, podremos observar que a su alrededor existen muchas personas que cumplen una función específica para que pueda obtener su máximo rendimiento todos los días. Un mentor o varios mentores cumplen esa misma función, que nosotros nos podamos desarrollar al nivel más alto.

"Tus relaciones te harán o te romperán y no existe una relación neutral. La gente te inspira a la grandeza o te tira hacia la cuneta, así de simple. Nadie falla solo y nadie tiene éxito solo"

Eric Thomas

Desde mi perspectiva y como ya les he mencionado, para ser quiropráctico debemos comprender que estamos expuestos a los mismos requerimientos que un deportista profesional, puesto que nuestro trabajo además de ser físico, y mental, se encuentra bajo un estrés continuo durante la práctica diaria, sobre todo cuando en una fracción de segundos, debemos adaptarnos para desarrollar lo mejor posible la aplicación de una fuerza precisa y específica sobre la columna vertebral de una persona que posee un estado neurofisiológico y estructural en particular. Realmente estamos a un nivel que requiere una buena preparación en todos los sentidos; al igual que un deportista de elite, requeriremos el apoyo de otros individuos que estén a nuestro alrededor para que nos ayuden a llegar a un nivel de excelencia.

"Para llegar a ser realmente bueno en tu trabajo, necesitas una red sólida de mentores"

Caroline Ghosn

Necesitaremos de un equipo, dentro del cual personalmente recomiendo un Life coach que nos ayude a centrar nuestra vida y la visión de las cosas, ya que mientras más equilibrada sea nuestra vida, más centrado y fluido será nuestro crecimiento profesional y el crecimiento de nuestras prácticas. Además, existen mentores que nos pueden ayudar en diversas áreas de nuestro rol, mentores en comunicación, de manejo de oficina, de marketing, de técnica, de filosofía, de ciencias, de mindfulness o meditación, y de otras necesidades que podamos ir requiriendo a medida que avanzamos y crecemos durante el proceso. Al menos contar con un mentor que te pueda enseñar desde su experiencia cómo poder llegar a las grandes ligas. Ningún deportista de élite ha llegado donde está por sí solo. Es cierto que hay mucho trabajo personal, pero sin un guía, sin alguien que esté ahí y te pueda ayudar a descubrir cómo acelerar o mejorar procesos, es imposible desarrollarse en el alto rendimiento.

Kobe Bryant; uno de los basquetbolistas más grande de la historia del deporte, en su libro "Mamba Mentality" (53) menciona que haberse relacionado y rodeado con personas más experimentadas, le ayudó a comprender la profundidad y la esencia del básquetbol, lo que le permitió llegar a dominar el juego. Él señala la importancia de los mentores y los describe como un elemento determinante en el desarrollo de su carrera. Su descripción de estas personas es de quienes te enseñan a pensar, cuestionar las cosas y te entregan las herramientas necesarias para poder realizar la mejor ejecución posible. El mejor mentor no es quien te dice cómo hacer las cosas, sino quien te hace cuestionar y pensar en el proceso, para poder ir descubriendo las mejores formas de poder llevar a cabo una acción determinada.

Al igual que un deportista de alto rendimiento, debemos contar con personas que nos guíen y nos acompañen durante todo el proceso. Existen muchas personas talentosas que desean el éxito y resultados de forma rápida, pero sin fundamentos o una guía que otorgue dirección, es común poder ver que pierden su enfoque. Tal como un deportista que tiene todas las habilidades necesarias para ser el próximo Tiger Woods o Lionel Messi, pero que no tiene un correcto entrenador, es imposible que pueda llegar y rendir en las grandes ligas. Por eso, es necesario contar con mentores y un equipo de calidad durante nuestro proceso profesional, porque de esa forma se garantiza un desarrollo y un crecimiento como quiroprácticos que tendrá un alto impacto en el servicio a su comunidad.

Llegado a este punto, es importante saber que si decides ser guiado, existe una pregunta que necesariamente aparecerá desde un principio ¿Cómo saber elegir a un mentor? Primero que todo un mentor debe poseer un buen crecimiento y experiencia en tu área; y sin dudas, debe tener habilidades que estemos buscando mejorar y explorar. Idealmente son personas que ya lograron lo que tú buscas conseguir.

"Necesitas asociarte con personas que te inspiren, personas que te reten a ascender, personas que te mejoran. No pierdas tu valioso tiempo con personas que no están contribuyendo a tu crecimiento"

Joel Osteen

Una vez descubierta la persona que nos puede guiar en

nuestro camino, debemos pedirle ayuda. Afortunadamente y en mi experiencia, dentro de nuestra profesión he podido descubrir que existe mucha hermandad y colaboración, lo cual es bastante bueno para nuestro desarrollo. Por lo que una vez que encontremos a esa persona, tenemos que conectar con ella para que realmente se pueda convertir en nuestro mentor. Una buena opción para concretar esto es asistir a un seminario o workshop que realice, sin importar si es en otro país, ya que si realmente creemos que esa persona nos puede dar el empujón que necesitamos, sin dudas ese seminario va a ser una de nuestras mejores inversiones. No tengamos miedo a invertir en nosotros mismos, no existe mejor inversión que la que sea para nuestro crecimiento.

Los mentores son profesores. Algunos mentores intentan decirte cosas. Sin embargo, los buenos mentores te enseñarán a pensar y te brindarán herramientas necesarias para una correcta ejecución. Básicamente, los mentores se aseguran de que aprendemos a usar las dos manos, a hacer las lecturas correctas, a pensar adecuadamente y a entender el juego. Los buenos mentores te dicen dónde están las claves; los grandes mentores te enseñan cómo encontrarlas.

Para poder desarrollarnos en el nivel más alto, y si deseamos ser parte de la elite, tenemos que saber cuáles son las habilidades que debemos manejar en quiropráctica. Comúnmente solo se piensa en nuestra profesión en sus tres pilares: filosofía, ciencia y arte, pero sin duda hay mucho más. A través del tiempo y la experiencia, surgirá la necesidad de obtener una preparación física, intelectual y espiritual, pero también encontraremos otros requerimientos tales como aprender a manejar y administrar una oficina, entrenar a una asistente y/o asociados, aprender sobre comunicación pública, planificación de proyectos, y otros elementos que son parte del quehacer de un quiropráctico y del desarrollo de una práctica.

Afortunadamente, cuento con muchos mentores, con algunos tengo más comunicación que con otros. Si nunca me hubiese animado a pedir la ayuda o si nunca hubiese tenido la humildad de pedir ayuda cuando no tenía las respuestas, no podría haberme desarrollado hasta el momento que me encuentro hoy, el cual me motivó a escribir este libro. Aún así, siendo muy consciente que todavía hay un largo camino por recorrer y mi camino está recién iniciando, no tengo un mejor consejo que poder darle a ustedes, como el que se atrevan a buscar un mentor que les ayude a descubrir sus talentos, a aprender de tus y de sus errores, a comprender lo profundo de la filosofía y de cómo aplicarla, de los desafíos para entrenar a una asistente, de cómo crear o incorporar un sistema en tu oficina y de muchos otros procesos de aprendizajes que ellos te pueden entregar, y que en algún momento te harán recordar que sin su ayuda o sin su apoyo, nada podría ser posible.

Me tomo el tiempo y el espacio para poder agradecer, en especial a mis primeros mentores: mis padres; ya que sin ellos, sin sus enseñanzas, su soporte y su guía, no sé en que hubiese terminado mi vida. Fueron padres estrictos, pero a su vez flexibles, porque jamás me obligaron a tomar un camino, me exigían obviamente, pero me hacían pensar mucho sobre mis decisiones, me hacían cuestionarme las cosas y hacerme responsable de mis acciones. Estoy completamente agradecido de ellos, no pude haber tenido mejores mentores durante mi niñez.

Ya en el camino quiropráctico, he tenido la gran fortuna de conocer excelentes mentores que me han enseñado y me han guiado a descubrir mi potencial, a reinventarme y, por sobre todo, a cuestionarme muchas cosas durante los últimos años. Mi eterna gratitud a Dr. David Serio, Javiera Correa, al Dr. Andreas Söderström, Dr. Tom Gelardi, Dr. Bill Decken, Dr. Shawn Dill, Dr. Dan Lyons, Roberto Mónaco, y tantos otros que de alguna u otra manera son parte de mi camino, me han permitido aprender y han generado un cambio en la trayectoria de mi vida. Muchas gracias a todos.

Nuestros mentores son un apoyo importante para nuestro desarrollo y nuestro crecimiento; no solo como quiroprácticos, sino en nuestra esencia como seres humanos. Es a través de sus propios caminos, experiencias y errores que nos guían. Sin importar la cantidad de mentores que una persona pueda tener, de todos ellos nos vamos quedando con algunas de sus cualidades, las adoptamos como propias y nos vamos moldeando en algo más grande que nosotros, compartimos un legado y esparcimos ese aprendizaje a otras personas; en el futuro, porque no, a otras generaciones. Los mentores son y han sido una pieza clave para el desarrollo y evolución de todo artista.

Me detengo particularmente en uno de mis mentores; el Dr. David Serio. Si tuviera que hablar de una persona que realmente ha generado un impacto en mi desarrollo profesional, es él. Hay muchas cosas que se las debo, porque de él aprendí que hay veces en que la vida te puede golpear muy fuerte y que uno debe aprender a eliminar su ego, lo que nos permite hacer una pausa para valorar lo que realmente es importante, que se relaciona con perseguir una visión y no un interés personal. David, me enseñó la mejor lección sobre el camino hacia la maestría, la cual es valorar las cosas realmente importantes en nuestra vida y el trabajo ético. No tengo palabras para describir mi completa gratitud a su guía, compromiso y amistad.

COMPROMISO CON UN TRABAJO ÉTICO.

Si hay algo que caracteriza a todas las leyendas del deporte o a las personas exitosas, es que todas ellas tienen en común un esfuerzo y compromiso por realizar el mejor trabajo ético posible para poder cumplir todos sus objetivos.Si bien la guía de nuestros mentores es un apoyo fundamental en el camino, aun así debemos ser conscientes que si no destinamos nuestra energía y nuestro enfoque a hacer la práctica que se requiere y no somos estrictos con nuestro compromiso, es completamente imposible poder diferenciarnos de un quiropráctico principiante, avanzado o un maestro en nuestra arte. Si realmente deseamos poder llegar a un alto nivel profesional, debemos estar dispuestos a sumergirnos en el proceso, ya que aunque poseamos todas las herramientas, los conocimientos, los accesos a la información y las experiencias que podemos adquirir a través de los años, si no hacemos el trabajo requerido es imposible avanzar.

Una de las experiencias más enriquecedoras que he podido experimentar fue unos meses previos a rendir los exámenes finales para poder obtener el título de quiropráctico y poder ejercer profesionalmente en mi país; Chile. El proceso de titulación consta de 5 exámenes durante un periodo de 3 días , durante los cuales se debe aprobar la totalidad de las pruebas, ya que si no se califica óptimamente en una prueba no es posible graduarse y se tiene que esperar un par de meses para poder rendir nuevamente el o los exámenes pendientes, y en consecuencia, aplazar la graduación.

La presión y motivación de no fallar en este proceso particularmente se debía a dos razones: la primera, es que estas pruebas son muy complejas y con una gran carga de estrés, ya que se podía observar en el rostro de mis compañeros la energía del ambiente y, a medida que se avanzaba, íbamos viendo como algunos compañeros se iban quedando atrás, y esa era una de las cosas más fuertes e intensas de este proceso, ver a tus compañeros con sus frustraciones. Y la segunda, era que esta instancia me permitiría tener la llave que necesitaba para poder iniciar mi camino, porque si obtenía mi anhelado título, finalmente podría ejercer esta hermosa profesión que como les compartí anteriormente, me permitió descubrir mi verdadera esencia, por la cual decidí abandonar mi pasado para poder reescribir mi futuro. Estos exámenes son el equivalente a los exámenes de boards en Estados Unidos y otros países donde la quiropráctica se encuentra regulada, por lo que retrasarme o fallar en este proceso nunca fue una opción que se me cruzara por la mente, no era posible y no era negociable, ya que había puesto mucho esfuerzo en lograr este objetivo.

Unos meses antes de los exámenes, me llegó una invitación del Dr. David Serio para poder asistir a Buenos Aires, Argentina, donde se desarrollaría un seminario con el Dr. Andreas Söderström de Suecia. Siempre recuerdo este seminario como el más importante que pude tener, fue un despertar y el empujón que necesitaba para poder descubrir una nueva forma de practicar la quiropráctica, de entender las cosas y de aterrizar lo que aún quedaba por comprender, que representaba un mundo enorme por descubrir.

En este viaje tuve la oportunidad de ir junto a mi amigo Dr. Pablo Herrera, quien ha sido la segunda persona que más ha influenciado en mi desarrollo y aprendizaje; y de quien he podido apoyarme en muchas oportunidades para poder recibir el empuje necesario, como también el llamado de atención, la presión y la honestidad necesaria, sin importar lo cruda que pueda llegar a ser en algunos momentos, porque debemos reconocer que hay oportunidades en que estamos haciendo las cosas mal y necesitamos contar con una persona que nos diga las cosas directamente. Con Pablo viajamos un día antes del seminario y nos hospedamos en la casa de una amiga de él, que quedaba bastante lejos del lugar del evento. Nos demoramos aproximadamente 1 hora de metro-tren , más el tiempo que requería el taxi para poder llegar al lugar del seminario, lo que, por cierto, fue una de las cosas más desgastadoras de este viaje.

Antes de iniciar el seminario, la verdad me sentía ilusamente confiado de que podría sacarle provecho, ya que estaba estructurado para aprender mucha técnica de ajuste y en ese momento era “bastante bueno” o al menos eso pensaba. Creía firmemente que sabía ajustar muy bien y que manejaba lo necesario para hacer un buen trabajo, puesto que llevaba 6 meses preparándome intensamente para los exámenes que debía rendir pronto. Una vez ya en el seminario, me paralice y recuerdo que miraba a Pablo con cara de no entender nada, ya que los colegas en Argentina estaban mucho más preparados en técnica, lenguaje y sistemas de análisis quiroprácticos, me sentía perdido. Hablaban de indicadores de subluxación, hablaban de la filosofía quiropráctica, hablaban de cómo ajustar por ejemplo un listing de L5 PLS-M y mi cara se deformaba cada vez más porque no entendía nada de nada, ni siquiera tenía una idea vaga de que era eso, no sabía nada, absolutamente nada. Logré entender con un poco de tristeza de que si bien tenía conocimientos, finalmente solo era un muy buen manipulador de la columna vertebral; pero no sabía nada y no tenía una comprensión de lo profunda que podría ser la quiropráctica, de sus sistemas de análisis, de listing, de detectar subluxaciones y mucho menos de hacer un análisis quiropráctico que me entregue certeza y seguridad para poder ajustar con precisión la subluxación que realmente se deba corregir. Todo eso fue un balde de agua fría en la cruda realidad de la burbuja en la cual vivía, pero fue lo suficientemente importante puesto que me impulsó a buscar más, aprender más y asumir que había un mundo allá afuera del cual quería ser parte.

"El éxito, el éxito significativo, comienza cuando nos apropiamos y asumimos activamente la responsabilidad de nuestra parte en las deficiencias de nuestra vida"

Eric Thomas

Me tomo el tiempo para contarles lo que viví en este viaje a Argentina porque quiero que entiendan que siempre habrá conocimientos y experiencias más allá de lo que nosotros podemos imaginar. Y es importante para mí lo que en ese momento me sucedió, pues me hizo replantear mi compromiso a dar lo mejor de mí en todas las áreas que fueran necesarias. Para realizar esto, lo primero que necesitamos es decidir y tomar acción sobre qué es lo que queremos ser. Esto muchas veces parece algo simple porque lo creemos saber o tener claro, pero en realidad, es una de las cosas más difíciles de entender y descubrir. Las experiencias nos ayudan a entender nuestras afinidades, nuestros reales intereses y nuestras inclinaciones. Una vez que ya tengamos la decisión asumida, es mucho más fácil poder comprometernos con nuestra labor, y cuando lo hacemos,nos daremos cuenta de que no existe nada ni nadie que nos pueda detener para ir por nuestros objetivos, no nos importará el costo, el esfuerzo y tampoco la opinión de las demás personas. Básicamente todas las decisiones o acciones que hagamos tienen un sentido o una dirección cuando asumimos un compromiso ético que nos empuje a ser mejores; incluso cuando nos equivoquemos. De manera que, las personas con quien nos rodeamos, los libros que estudiamos, la forma en la que nos cuidamos y todas los elementos a nuestro alrededor nos llevarán por un mejor camino. Pero si no tenemos la claridad de lo que queremos ser y si no tenemos un compromiso real en dicho objetivo, el panorama se volverá desalentador a través del tiempo.

Creo que leí esto en un libro y la verdad no recuerdo exactamente cuál fue, pero decía más o menos algo así: es fundamental rodearnos de personas que quieran mejorar y que, a su vez, nos empujen a mejorar constantemente. Bajo esta idea, fue la primera vez que me atreví a desafiarme para salir de mi estructura personal y de esa manera aventurarme a un nuevo desafío. Este proceso lo decidí hacer antes del seminario en Argentina, y sin embargo, no fue hasta después de que aprobé todos los exámenes para ejercer como quiropráctico que unas semanas más tarde, específicamente un jueves 29 Junio del año 2017, partí nuevamente rumbo a Buenos Aires, Argentina, con mucho entusiasmo a iniciar mi entrenamiento en el equipo mundial de VidaChiropractic junto al Dr. David Serio, la que sin lugar a dudas ha sido una de las mejores decisiones que pude haber tomado.

En esos años, la recomendación de entrenamiento era asistir al menos 2 semanas intensivas a entrenar todo un sistema y los fundamentos del *"Life Evolution Chiropractic System"* que elaboró David durante sus más de 20 años de experiencia. Mis compromisos han sido siempre aprender lo que más pueda y desarrollarme como el mejor quiropráctico que yo puedo llegar a ser. Por eso, tomé la decisión de irme por más de lo recomendado, realizando un entrenamiento de 1 mes completo. 6 días a la semana por más de 12 horas. Durante este periodo, de lunes a domingo, a excepción del día viernes que era el día "libre", me encontraba gran parte del día en una de las oficinas acompañando y aprendiendo de otros quiroprácticos. En ese tiempo, recuerdo que llevé una pequeña agenda para tomar notas y que durante la estadía terminaron en 2 libretas llenas de apuntes. Además, tuve acceso a recursos y libros que me facilitaban para poder estudiar y profundizar mi comprensión de todo el sistema quiropráctico, pues me di cuenta de que poseía muchas falencias por mi formación universitaria. Debo confesar que este mes de entrenamiento fue totalmente frustrante, pero muy enriquecedor al finalizar la estadía. Junto a otros miembros del equipo denominamos ese periodo de entrenamiento como "La montaña rusa", debido a que habían días que nos sentíamos en la cima al creer que estábamos entendiendo y dominando el análisis y la detección de subluxaciones y el sistema, pero era cosa de segundos para sentir todo lo contrario, es decir, que íbamos directo a una caída libre lleno de dudas y cuestionamientos, porque el análisis no estaba correcto o estaba completamente perdido en el proceso. Ahora que lo pienso, esta sensación de montaña rusa me sigue ocurriendo hasta el día de hoy, ya que constantemente recibo retroalimentación de mis mentores y siempre detectamos detalles por mejorar, incluso mínimos detalles que aún quedan por aprender. Para hacerle frente a estas emociones es muy alentador apoyarse en otros y en la simpleza de nuestra filosofía, la que nos hace ver que estamos en esta profesión y elegimos estar en ella para aprender, crecer y evolucionar; y de ese modo, poder servir a otros desde la mejor versión de nosotros mismos. Creo que esta fue una de las primeras cosas que aprendí y realmente me permitió establecer un real compromiso con todo el proceso hasta la actualidad.

En ese entrenamiento, todos esos momentos donde sentíamos que no entendíamos nada y la frustración se hacía presente continuamente, se juntaron con otras situaciones en donde fisica y mentalmente no daba más y no podía seguir el ritmo de poder ver y atender tantas personas en las salas de ajuste y además de desplazarme de sala en sala; razón por la cual debía salir de la oficina a descansar, beber agua, ver el trabajo que hacían las asistentes o hablar con las personas en la recepción para poder saber sus experiencias con el cuidado quiropráctico. Personalmente en esas oportunidades era sorprendente ver tantas personas en la recepción esperando para ser atendidos, y esos momentos me hicieron empezar a preguntarme si algún día podría llegar a crear la oficina de mis sueños y si podría ayudar a tantas personas como lo estaban haciendo otros quiroprácticos, tal como presencié durante este entrenamiento.

Todas estas experiencias me hicieron cuestionarme muchas veces sobre si algún día ¿Sería capaz de ver a esa cantidad de personas en una jornada de atención? ¿Podría llegar a ese nivel? ¿Podría entregar un servicio de calidad a esa cantidad de personas de manera continua? Finalmente me preguntaba si podría llegar a ser parte de esta liga en el mundo quiropráctico.

"Todos podemos ser maestros en nuestro oficio, pero hay que hacer sacrificios que acompañan a la toma de esa decisión"

Kobe Bryant

A través del tiempo, estas preguntas me permitieron realmente hacerme cargo del proceso, de aprender lo mejor posible cada detalle de una práctica y de hacerme responsable de mi crecimiento y de mis objetivos. Después de 3 años muy intensos con varios golpes, caídas y un sin número de aprendizajes, durante el año 2020 junto mi asistente, en un hermoso trabajo en equipo, pudimos empezar a romper límites de nuestro centro quiropráctico, pero sin perder nuestra calidad; y también logramos comenzar a responder algunas de esas preguntas que surgieron al inicio de mi carrera. A pesar de que este año fue complejo, mundialmente hablando, no fue hasta a mediados de octubre que iniciamos un nuevo desafío, ya que de manera regular recibimos un flujo de personas en nuestra oficina que rompió una barrera importante de este camino, durante 1 o 2 días por semana tenemos un flujo promedio de sobre 100 personas que asisten a ser chequeadas por subluxaciones vertebrales. Soy consciente de que para algunas personas puede que esto no tenga mucho significado, sobre todo cuando hablo con algunos mentores, que si lo vemos desde el punto de vista del deporte, se encuentran en una liga completamente diferente, porque su rendimiento y calidad permite un flujo de 300 o 500 personas por semana. A pesar de esto, considerando que fue un paso importante para mi carrera, y me enorgullece, llega a ser casi ilusorio lograr alcanzar en algún momento el nivel de mis mentores, pero esto realmente me emociona. Me entusiasma el poder llegar a ese nivel de profesionalismo y poder brindarle el mejor servicio a todas las personas de mi comunidad. Finalmente, todo lo anterior reafirma que es posible llegar a un nivel profesional de calidad, precisión y especificidad. Solamente debemos seguir trabajando y aprendiendo en el proceso.

Les comparto esta pequeña parte de mi joven camino con mucha emoción y felicidad. Mucho más allá del número de atenciones que tenemos en nuestra oficina, no pienso que esté a un nivel superior de otros, al contrario, reconozco que aún queda mucho por aprender. Aún así, se los comparto porque estoy cumpliendo un objetivo sobre el nivel de impacto, de calidad y de compromiso que tuve con la visión del servicio que le quiero entregar a mi comunidad. También estoy completamente agradecido de todas las personas que han cumplido un rol en mi práctica, desde las que estuvieron al principio y me dejaron grandes aprendizajes, hasta las que permanecen el día de hoy, en especial a mi actual asistente, por su compromiso, apoyo y dedicación al crear nuestra oficina desde el corazón para todas las personas de nuestra comunidad que depositan y confían su cuidado con nosotros. Sin todas ellas, este nivel de rendimiento no sería posible.

También porque esto recién inicia, al menos para mí, sin dudas se vienen nuevos desafíos, más cosas por mejorar, por aprender y por brindar un mejor servicio. Me imagino que esa es la idea, de tener un compromiso con nosotros mismos y nunca parar de aprender, de hacer el trabajo de poder ser mejores, de poder ayudar a más personas a vivir sin subluxaciones vertebrales para una mejor expresión de su vida. Desde un punto de vista; tal vez, es la sensación que experimentan los deportistas de élite luego de ganar un campeonato u obtener un oro olímpico, para algunos existe una llama que no se apaga, que solamente busca mejorar y llegar a lo más alto, rompiendo sus propias barreras. Desde esta perspectiva el desarrollo, crecimiento e impacto de una oficina es directamente proporcional al desarrollo personal del quiropráctico, es decir, mantener su enfoque en lo que realmente es importante.

Estamos recién aprendiendo, recién descubriendo

nuestras posibilidades, pero sin dudas si realmente quieres llegar a un nivel; cualquiera sea, debemos tener nuestro compromiso personal de dar el 200% y realmente aplicar un trabajo interno para poder empujarnos cuando nadie nos ve, cuando nadie nos presiona y cuando a nadie le interesan nuestros resultados. Nuestra ética de trabajo debe ser por y para nosotros, con el único objetivo de acercarnos a la visión que deseamos ver reflejada en nuestra vida.

"Ya sea para una persona, una idea, un plan o una tarea, el compromiso marca la diferencia"

Thom Gelardi

EPÍLOGO

En este primer volumen, como ya pudieron leer, solo hemos desarrollado aspectos generales pero esenciales para el desarrollo de nuestro arte e identidad como quiroprácticos, basados en algunas observaciones y cuestionamientos que me he hecho los últimos años. Como les he compartido, nuestra identidad se va formando a través de nuestras experiencias y aprendizajes, guiadas por las características que nos transmiten nuestros mentores a lo largo del tiempo. Por consiguiente, lo anterior nos permite conectar en un sistema quiropráctico que nos ayuda a expresar nuestra esencia, para que ella se pueda ver reflejada a través de nuestro arte. Además, debemos ser honestos y reconocer que poseemos la influencia de nuestros mentores y de los desarrolladores que han creado y posicionado a nuestra profesión en el mundo que vivimos hoy. No podemos ignorar que a lo largo de la historia de nuestra profesión, generación tras generación, se ha traspasado un gran conocimiento que se ha convertido en legado, el cual debemos cuidar y hacer prevalecer.

Uno de los objetivos de este volumen, es poder

compartir una pequeña parte de mi historia, una joven carrera que guiada por mis mentores me ha permitido desarrollar una comprensión profunda sobre nuestro arte, que he querido compartir en este libro, el cual busca poder encender el Spizz de los lectores y colegas. Poseemos un rol único para la expresión de vida de las personas, el cual demostramos con nuestra identidad como quiroprácticos, por lo que tenemos el deber moral de acercar la profesión a más personas, de brindarles un servicio de calidad y de excelencia a todo aquel que lo requiera. Nuestro arte va a ser el reflejo de todo el trabajo que realicemos diariamente y no debemos tener miedo de alzar la voz, ya que poseemos un conocimiento que puede generar un enorme impacto en el mundo. Debemos ser conscientes que, a pesar de vivir en un mundo globalizado y conectado, nos hace falta información, nos hace falta saber más de la esencia en la que se fundó la profesión, recuperar el respeto y el valor que implica aplicar una fuerza específica en el sistema neuro espinal para corregir una subluxación de la mejor forma posible.

Ahora bien, en el mundo del arte siempre van a existir críticas, le ha ocurrido a las mentes más brillantes de la humanidad. Pero si analizamos los hechos, esas críticas no siempre vienen de las personas correctas ni con las intenciones correctas. Cuando realmente nos enfocamos en lo que nos importa, vamos a poder prestar atención a todas aquellas opiniones constructivas que nos ayuden a ser mejores y también nos podremos dar cuenta que muchas críticas que nos intentan hundir, provienen de personas que no están haciendo el mismo trabajo que nosotros, ni invirtiendo en su crecimiento. Las malas críticas, por lo general, provienen de quienes no están dispuestos a hacer más del trabajo que tú haces, porque las personas que realmente están involucradas en la profesión, que realmente quieren ayudar a las personas y elevar a la quiropráctica, están tan ocupadas como tú en poder llevar su filosofía, ciencia y arte a la mayor cantidad de personas que sea posible, porque finalmente ese es nuestro verdadero legado.

A veces podemos llegar a sentir miedo de alzar la voz, a pesar de sentirlo en nuestro corazón y de vibrar con la hermosa oportunidad que tenemos de poder ajustar el mundo. Pero debemos ser conscientes de que sin importar lo que hagamos, siempre van a haber personas que nos van a criticar, ya sea por miedo o ignorancia. La verdad de las cosas es que si realmente trabajamos en nosotros, trabajamos para aportar en la profesión, y continuar con el camino de nuestros fundadores, que han depositado su legado en nosotros, las nuevas generaciones. Si realmente somos congruentes con nuestro rol y hacemos todo lo que se encuentre a nuestro alcance, es donde vamos a entender el verdadero valor e impacto que tiene la quiropráctica en la vida de las personas.

Como ya hemos visto, existe una razón por la que se desarrollaron los sistemas de análisis quiroprácticos, existen razones por la cual estos sistemas deben ser respetados, existe una razón por la cual existe nuestra propia filosofía. Debemos ir donde las personas que tienen más años en la profesión, absorber lo que más podamos de sus conocimientos y debemos llenar el fuego en nuestro espíritu y extender nuestro Spizzerinctum a todo aquel que la quiropráctica puede ayudar a potenciar su calidad y expresión de vida, para mí ese es el camino y el cual pretendo extender a través de estos libros. El próximo volumen, en el que ya me encuentro trabajando, será desarrollado junto a otros quiroprácticos. En mi interés de crear una base sólida a través de la aplicación de principios, es que recurriré a algunos de los profesionales con más experiencia en el campo, para así poder registrar el conocimiento que ellos poseen, que ha sido el legado de sus mentores, y poder compartir con todo aquel que desee ser un mejor quiropráctico, que esté dispuesto a comprometerse en el trabajo que se requiere y convertirse en un maestro de nuestro arte. Espero que el contenido de este libro encienda el spizz que posees en tu interior y te entregue herramientas para poder impulsar tu propio arte. Vayamos juntos por el camino de la excelencia.

ACERCA DEL AUTOR

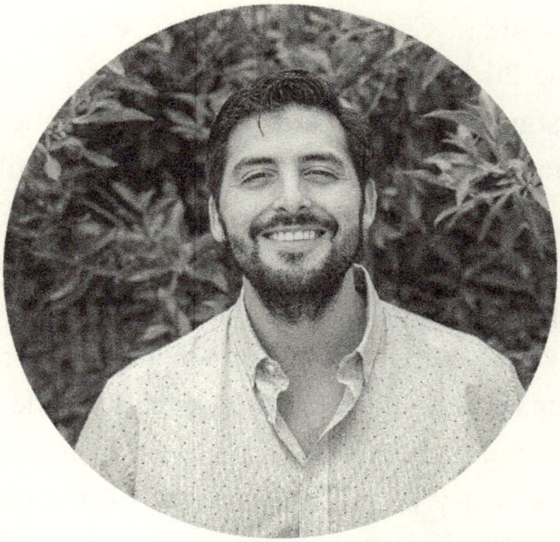

Dr. Hans Salas Redlich

El Dr. Hans Salas Redlich nace en la ciudad de Coyhaique, al sur de Chile el año 1989. Desde pequeño sintió inclinación por la naturaleza, el deporte y los animales. Siendo adulto, decide estudiar kinesiología, dado que desde su niñez y hasta sus últimos años en la escuela destaca en el ámbito deportivo.

Durante su breve y corta carrera como kinesiólogo, se generó dentro de él una fuerte búsqueda por encontrar la pasión en su quehacer, lo que finalmente llegó a reconocer en la profesión quiropráctica, cuya conexión y admiración le hizo dar un giro en 180 grados a su carrera profesional. En el año 2017 se gradúa de Quiropráctico en la Universidad Central de Chile, y el 2020, junto a un grupo de 20 colegas, logran traer por primera vez el primer postgrado para quiroprácticos de Chile, donde recibe el grado en la Academy of Chiropractic Philosophy (ACP) del Sherman College of Chiropractic en EE. UU. Su compromiso con la profesión, le ha permitido viajar por varios países para participar en distintos seminarios o exponer diversas conferencias; y gracias al reconocimiento de sus colegas, pudo ejercer como presidente de la junta directiva latinoamericana de la Federación Internacional de Quiropráctica y Organizaciones (IFCO) entre el año 2019 y 2020. Asimismo, el respeto y el amor que le inspira su labor, ha sido el impulso para escribir este, su primer libro, el cual es el inicio de una serie de volúmenes que se encuentra desarrollando. Actualmente vive en Quilpué, Chile, y es miembro del equipo de Vida Chiropractic Wordwide desde el año 2017 a la fecha.

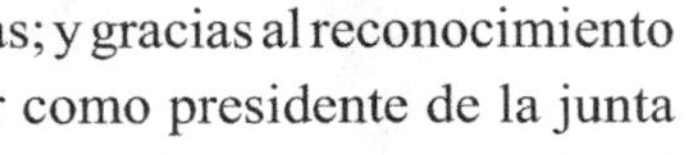

www.hansquiropractico.cl

@hansquiropractico

REFERENCIAS

1. Palmer, BJ (1949) . The bigness of the fellow within. Volume XXII. Davenport I.A Palmer College.

2. Valdivia Tor, Joaquin. (2018). The Chiropractor (1914), traducción original español. Columbia, SC. Estados Unidos. p. 89

3. Valdivia Tor, Joaquin ,(2018). D.D Palmer, Biografía del primer quiropráctico. Columbia, SC. Estados Unidos. p. 89

4. Stephenson, R.W.,(1927) Chiropractic Textbook , Davenport, IA: The Palmer School of Chiropractic, p.xiii

5. Nutz Campanale,Judith, D.C., F.C.S.C. (2013): Practice Objective and Its Impact on the Future of the Chiropractic Profession. The Journal of the Academy of Chiropractic Philosophers. Sherman College of Chiropractic. Edición de Kindle. p. 46

6. Sitio web del IFCO: http://ifcochiro.org/who-we-are/. Consultado el 16 de Febrero del 2019.

7. Dobzhansky, (1973). The complete Works of Darwin - Biography. [Consultado el 8 de septiembre 2019], en Darwin Online Sitio web: http://darwin-online.org.uk/biography.html

8. National Geographic (2019). Charles Darwin, el padre de la teoría de la evolución. [Consultado el 8 de septiembre 2019] del sitio web: http://www.nationalgeographic.com.es/historia/actualidad/charles-darwin-el-padre-de-la-teoria-da-la-evolucion_7971

9. Standring, S., Borley, N. R., & Gray, H. (2008). Gray's anatomy: the anatomical basis of clinical practice. 40th ed., anniversary ed. [Edinburgh]: Churchill Livingstone/Elsevier.

10. Lawson, Wulsin; Herman, James; F.Thayer, Julian .(2018): Stress, autonomic imbalance, and the prediction of metabolic risk: A model and a proposal for research. Neuroscience & Biobehaivoral Reviews 86: 12-20.

11. Chu Lee, Angel ; Cuenca Buele, Sylvana y López Bravo, Marcelo .(2015): Anatomía y Fisiología del Sistema Nervioso. Universidad Técnica de Machala,

Ecuador. Ediciones UTMACH. p.26

12. Goncharoff, Tobias (2016). La quiropráctica desvelada: Confesiones de un quiropráctico herético (Spanish Edition) . Edición de Kindle.

13. Tullius, S. D.C., ACP (2019). The scientific basis for the management of vertebral subluxation in a salutogenic model. PDF en

https://nsa.quirovidasana.com/wp-content/uploads/2020/03/TheScientificBasisfortheSalutogenicManagementofVertebralSubluxation-ebook-TULLIUS.pdf

14. Palmer, BJ (1934). The Subluxation Specific-The Adjustment Specific. The Palmer School of Chiropractic, Estados Unidos. p.115

15. Barge, Fred H. (1987). Life without fear: Chiropractic´s major philosophical tenets. Volumen 5. Berge chiropractic publishing, Inc. Estados Unidos p. 20

16. Gold, Reggie. [Affordable Chiropractor, Woodstock, GA]. The chiropractic expert series, Part 2 - Body Chemistry [Video en línea] Disponible en: https://youtu.be/15nLfzRBWo4 [Consultado el 14 de septiembre del 2019].

17. Strauss, Joseph (2014). Reggie: Making the Message Simple . Edición de Kindle.

18. Strauss, Joseph (1997). Practice building for straight chiropractors. Foundation for the Advancement of Chiropractic Education. Estados Unidos. p. 36.

19. Kent, C.(2018) Chiropractic and Mental Health: History and Review of Putative Neurobiological Mechanisms. Jou Neuro Psy An Brain Res: JNPB-103 (paper)

20. Senzon, Simon & Epstein, D. & Lemberger, Daniel. (2017). A historical perspective on network spinal analysis care: A unique insight into the spine's role in health and wellbeing. Chiropractic Journal of Australia. 45. p.304-323.

21. www.vertebralsubluxationresearch.com

22. The chiropractic foundation of america (1979): A report on chiropractic politics education. The chiropractic foundation of america; Atlanta, Giorgia, Estados Unidos. p.7-9

23. Sinnott, Rob (2009). Textbook of chiropractic philosophy, Vol 1. Rob Sinnott , DC, DPhCs , Estados Unidos. p.12-13.

24. Strauss. Joseph B.(1994) : Redifine by fire: The evolution of Straight Chiropractic. Foundation for the Advancement of Chiropractic Education. Estados Unidos.

25. Strauss, Joseph B. (1997). Practice building for Straight Chiropractors Foundation for the Advancement of Chiropractic Education. Estados Unidos. p. 63.

26. Gutman, G (1987): Blocked atlantal nerve syndrome in infants and small children. Publicación original in Manuelle Medizin, Springer- Verlag. Traducción al inglés publicada por International Review of Chiropractic 1990. 46(4):37.

27. www. icpa4kids.com

28. Hannon, S (2004). Objective physiologic changes and associated health benefits of chiropractic adjustments in asymptomatic subjects: a review of the literature. Journal of Vertebral Subluxation Research: p.1-9.

29. Coulter, Ian D., et al.(1996). Chiropractic patients in a comprehensive home-based geriatric assessment, follow-up and health promotion program .Topics In Clinical Chiropractic 1996 (Jun): 3 (2): 46–55

30. McCoy Press (2019). Improving connections and removing obstructions for the fullest quality & expression of life. Coherence trought chiropractic. Volumen (2). p. 5-8.

31. Cohn, Ari , (2008). Chiropractic and the neuroimmune connection . Journal of Vertebral Subluxation Research ~ September 30.

32. The specific Chiropractic Centers: [en línea] Disponible en: https://thespecific.com/why-were-different/, [consultado en octubre del 2020]

33. Cooperstein R, Gleberzon B.(2004) Technique Systems in Chiropractic. Edinburgh: Churchill Livingstone; 2004. p 3-7.

34. Davis, Bill (2018) Upper Cervical Practice Mastery: Learn Success Secrets of the Worlds Top Upper Cervical Doctors. Ed. Dr Bill Davis, Estados Unidos.

35. Palmer, BJ (1961). Our Masterpiece, Volumen 39. Davenport, IA: Palmer college, p. 17

36. Revista de investigación de la subluxación vertebral. Vertebral subluxation Research [en línea] Disponible en: www.vertebralsubluxationresearch.com [consultado en agosto del 2020]

37. Oxford Dictionaries (en inglés). Definición del Método científico. [en línea] Disponible en: https://en.oxforddictionaries.com/definition/scientific_method [Consultado el 10 de marzo de 2019]

38. Palmer, BJ (1961). Our Masterpiece, Volumen 39. Davenport, IA: Palmer college, Estados Unidos. p. 90

39. Barrett, Stephen , M.D (2011). Chiropractic Technique List. [En línea] Disponible en: www. chirobase.org [Consultado en mayo del 2019]

40. Palmer, BJ (1961). Our Masterpiece, Volumen 39. Davenport, IA: Palmer college. Estados Unidos. p. 112

41. Cameron, Julia (2001) . Inspirations, meditations from the artist's way. Ed. Julia Cameron. Nueva York, Estados Unidos.

42. Diccionario Léxico. Definición del arte. [en línea] Disponible en: https://www.lexico.com/definition/art [Consultado el 21 de marzo de 2021]

43. Diccionario Léxico. Definición de artista. [en línea] Disponible en : https://www.lexico.com/definition/artist [Consultado el 21 de marzo de 2021]

44. Stephenson, R.W.(1927) Chiropractic Textbook , Davenport, IA: The Palmer School of Chiropractic, Estados Unidos. p.xxvi

45. Valdivia Tor, Joaquin; DC.(2018). The Chiropractor (1914) , traducción original español. Columbia, SC. Estados Unidos. p. 16-70

46. Mains, A.,(2012). 10 Ways to Develop Your Own Artistic Style. [en línea] art and soul grenada ,Disponible en: https://artandsoulgrenada.com/2012/07/04/10-ways-to-develop-your-own-artistic-style/ [Consultado el 5 de agosto del 2020].

47. Mains, Asher. Creating art to cooking food [video en línea]. Disponible en: https://youtu.be/BzhTbo5wAQ8 [Consultado el 05 de agosto, 2020]

48. Greene, Robert (2013) . Mastery . Ed. Océano de México, S.A.d C.V. México

49. www.institutechiro.com

50. Senzon, Simon (2018) Presentación de Simón Senzon [video en línea] Disponible en: . https://members.institutechiro.com/forums/topic/welcome-to-tic-masterclass-1/#post-7894 [consultado en noviembre del 2020]

51. Bergeron, Ben (2017). Chasing Excellence: A Story About Building the World's Fittest Athletes. Columbia, SC, Estados Unidos.

52. John, W. (2019). Coaching for performance (2.ª ed., p. 28). Paidós, Buenos Aires, Argentina.

53. Bryant, Kobe (2018): The Mamba Mentality: How I Play. Ed. Planeta, México . p. 62

Made in the USA
Coppell, TX
10 October 2024

38453063R00142